CARL AUER
LebensLust

Eia Asen

So gelingt Familie
Hilfen für den alltäglichen Wahnsinn

Aus dem Englischen von Theo Kierdorf
und Hildegard Höhr

Zweite, unveränderte Auflage, 2013

Umschlaggestaltung: Uwe Göbel, München
Satz: Verlagsservice Hegele, Heiligkreuzsteinach
Lektorat: Barbara Imgrund, Heidelberg
Printed in Germany
Druck und Bindung: Freiburger Graphische Betriebe, www.fgb.de

Zweite, unveränderte Auflage, 2013
ISBN: 978-3-89670-606-5

Titel der Originalausgabe: *Family Therapy for Everyone. How to get the best out of living together.* Published by BBC Books, London 1995.

Bibliografische Informationen Der Deutschen Nationalbibliothek
Die Deutsche Nationalbibliothek verzeichnet diese Publikation
in der Deutschen Nationalbibliografie; detaillierte bibliografische
Daten sind im Internet über http://dnb.d-nb.de abrufbar.

Informationen zu unserem gesamten Programm, unseren Autoren
und zum Verlag finden Sie unter: www.carl-auer.de.

Wenn Sie Interesse an unseren monatlichen Nachrichten
aus der Vangerowstraße haben, können Sie unter
http://www.carl-auer.de/newsletter den Newsletter abonnieren.

Carl-Auer Verlag GmbH
Vangerowstraße 14
69115 Heidelberg
Tel. 0 62 21-64 38 0
Fax 0 62 21-64 38 22
info@carl-auer.de

Inhalt

Einleitung

Warum wirken manche Familien so streitsüchtig? Was zieht Menschen zueinander hin? Wieso sind wir in der Lage, diejenigen, die uns nahestehen, fast in den Wahnsinn zu treiben? Weshalb ist es einer Frau manchmal lieber, wenn ihr Mann depressiv ist, als wenn es ihm gut geht? Wie kann es sein, dass ich meine Mutter gehasst habe und mir dann trotzdem eine Frau suche, die ihr sehr ähnelt? Was weckt in uns den Wunsch, uns von den Menschen, die wir lieben, so weit wie möglich zu entfernen? Wann ist es an der Zeit, die Ursprungsfamilie zu verlassen und sich auf eigene Füße zu stellen? Brauchen Familien Geheimnisse? Und wer kann uns dabei helfen, Familienprobleme zu lösen?

Das Leben einer Familie verläuft immer sehr turbulent – von den ersten Beziehungen der pubertierenden Kinder bis hin zu den lautstarken Streitereien der Eltern, von den Familienfehden bis zur Altersschwermut. Wir mögen uns der Außenwelt als »glückliche Familie« präsentieren, doch sobald wir nicht mehr den Blicken der Öffentlichkeit ausgesetzt sind, gehen wir einander an die Gurgel. Manchmal ziehen wir auch Außenstehende in unsere Familiendramen hinein: Großeltern, Onkel und Tanten, Katzen und Hunde, Nachbarn, Rechtsanwälte und Ärzte – sogar die Medien!

So gelingt Familie untersucht das Familienleben von der Geburt bis zum Tode, beschreibt viele Familienszenarios und gibt praktische Ratschläge für die Überwindung schädlichen Rollenverhaltens. Außerdem erläutert das Buch, wie wir alten »Skripten«, die wir von unseren Eltern übernommen haben, eine neue Wendung geben können. Es stellt die Auffassung in Frage, dass wir Opfer unseres Schicksals sind, und empfiehlt den Lesern zahlreiche Übungen, mit deren Hilfe sie Probleme erkennen und an ihrer Lösung arbeiten können. Das Buch versucht, Familien zur Selbsthilfe zu ermutigen. Die hier beschriebenen Ideen sind als Anregungen gedacht, nicht als konkrete Lösungen. Lösungen aufzuzeigen, die bei jedem Menschen wirken, ist gar nicht möglich, weil wir alle aus unterschiedlichen Kulturen stammen, Unterschiedliches erlebt haben und in einer einzigartigen familiären Situation aufgewachsen sind.

Das Buch enthält auch viele Fallgeschichten, die auf den Erlebnissen realer Familien basieren und häufig vorkommende Beziehungsprobleme veranschaulichen sollen. Die Namen der Familien und Einzelpersonen, die darin eine Rolle spielen, wurden ebenso verändert wie alle Details, die eine Identifikation der betreffenden Personen ermöglicht hätten. Viele Fallgeschichten wurden absichtlich nicht von A bis Z beschrieben, weil das, was sie enthalten, nur für bestimmte Menschen Gültigkeit hat. Ich möchte in diesem Buch nicht den Eindruck erwecken, dass Probleme, die vielfach komplex sind, einfach zu lösen seien.

So gelingt Familie will

- einen Einblick in die therapeutische Arbeit mit Familien vermitteln,
- Ihnen ermöglichen, Ihre eigene und andere Familien aus einer anderen Perspektive zu betrachten,
- Ihnen helfen, problematische Aspekte des Familienlebens zu erkennen und sich damit auseinanderzusetzen,
- Ihnen ermöglichen, Knoten in Beziehungen aufzulösen,
- Ihnen helfen, innerhalb und außerhalb Ihrer Familie bessere Beziehungen aufzubauen.

So gelingt Familie soll Ihnen Freude machen und Ihnen gleichzeitig zu neuen Erkenntnissen über das Familienleben verhelfen. Niemand braucht die Übungen zwingend auszuführen, schon gar nicht, wenn Sie und Ihre Familie an Ihrem Zusammenleben auf keinen Fall etwas ändern wollen. Vielleicht wühlen einige Übungen Sie zu sehr auf. Falls Sie etwas ausprobieren wollen, sollten Sie in jedem Fall vorsichtig sein. Dieses Buch ist nicht als Ersatz für eine Therapie gedacht; manchmal ist es einfach unverzichtbar, einen Fachkundigen um Hilfe zu ersuchen. Scheuen Sie sich nicht, das zu tun.

Was ist Familie?

Was Familie für uns bedeutet

Verschiedene Kulturen haben unterschiedliche Vorstellungen darüber, was eine Familie ausmacht. Während in den meisten westlichen Gesellschaften Monogamie die Norm ist, dürfen Männer in einigen anderen Ländern durchaus mehrere Frauen haben. Auch in verschiedenen geschichtlichen Perioden wurde die Familie sehr unterschiedlich gesehen. Beispielsweise gehörten in Großbritannien vor einigen hundert Jahren zu einer Familie alle Menschen, die unter einem Dach wohnten: also Eltern, Kinder, Großeltern und Diener.

Heutzutage wird das Wort »Familie« benutzt, als hätte es nur eine einzige allgemeingültige Bedeutung. Viele denken dabei an zwei Eltern unterschiedlichen Geschlechts und zwei Kinder, die zusammen das häusliche Glück genießen, während die alten Großeltern ein paar Häuser weiter in der gleichen Straße wohnen. Solche Familien gelten als der »Normalfall«, obwohl die Realität für die meisten Menschen völlig anders aussieht. Es gibt heute alle möglichen Familienformen, darunter unverheiratete Paare, alleinerziehende Eltern, Patchworkfamilien, kinderlose Paare, Kommunen sowie lesbische und homosexuelle Paare mit Kindern.

In diesem Buch wird das Wort »Familie« für alle Gruppen von Menschen verwendet, die sich verpflichtet fühlen, einander emotionale und körperliche Zuwendung angedeihen zu lassen. In diesem Sinne können zu einer Familie auch Mitglieder der erweiterten Familie, enge Freunde und Partner zählen.

Wer braucht schon eine Familie?

Einige Menschen glauben, sie könnten ihre Familien loswerden, indem sie beispielsweise in ein anderes Land ziehen. In Wahrheit ist es jedoch unmöglich, der eigenen Familie zu entfliehen. Selbst wenn zwischen uns und den von uns weniger geliebten Familienangehörigen ein Ozean liegt, ist unsere Familie in unserem Kopf stets bei uns. Nichts und niemand vermag so starke und manchmal auch so zerstörerische Gefühle in uns zu erzeugen wie unsere Familie. Falls Sie daran zweifeln, sollten Sie einmal über Kates Geschichte nachdenken.

Kate war 19 Jahre alt, als sie ihre Heimat England verließ und nach Australien auswanderte. Sie wollte möglichst weit von ihren Eltern weg, weil ihre Beziehung zu ihnen schon seit langem sehr schwierig war. Als sie fortzog, fühlten sich ihre Eltern sehr verletzt, und sie teilten ihren Freunden mit, sie sähen Kate nicht mehr als Mitglied ihrer Familie an.

Trotz der gewaltigen Distanz zwischen ihr und den Menschen, die sie einmal geliebt hatte, stellte Kate fest, dass sie Tag für Tag immer intensiver an sie dachte. Und je mehr sie über ihre Familie nachdachte, umso wütender wurde sie. An manchen Tagen empfand sie einen so großen Hass auf ihre Mutter, dass sie sich nicht dazu überwinden konnte, etwas zu essen. Kate entwickelte eine starke Anorexie und verlor 25 Kilogramm. Sie musste in einem Krankenhaus behandelt werden. In dieser Situation flogen ihre Eltern nach Australien, um sie zu besuchen.

Nachdem Kate sich körperlich erholt hatte, kehrte sie zusammen mit ihren Eltern nach England zurück. Dort kam es zwei Monate lang zu heftigen Streitigkeiten zwischen den Eltern und ihr, zunächst nur wegen des Essens, doch allmählich immer häufiger auch wegen anderer Dinge. Mit Hilfe eines Therapeuten gelang es Kate, innerhalb ihrer Familie Raum für ihren eigenen Standpunkt zu schaffen. Als sie etwa zehn Monate später in eine eigene Wohnung in der Nähe des elterlichen Hauses bezog, fühlte sie sich unabhängiger als in der Zeit, in der sie in Australien gewesen war. Sie hatte nun den Kopf frei, um auch über andere Dinge als ihre Beziehung zu ihrer Familie nachzudenken. Sie sagte: »Ich habe jetzt das Gefühl, dass zwischen mir und meiner Familie eine echte Distanz besteht, anders als in der Zeit, in der ich zehntausend Meilen weit entfernt lebte.«

Die Familie als Organisation

Wenn wir Menschen kennenlernen, die von ihren Partnern, Eltern oder Kindern begleitet werden, bezeichnen wir sie wahrscheinlich als Familie, und vielleicht charakterisieren wir sie später als »sehr nette Familie« oder als »schreckliche Familie«. Auch wenn wir die verschiedenen Familienmitglieder als Individuen mit spezifischen Charakteristika kennen, schreiben wir ihnen häufig eine Art familiärer »Identität« zu.

Keine Familie ist wie die andere. Wie jede Organisation hat auch jede Familie ganz spezielle Eigenschaften, sie hat bestimmte Regeln entwickelt, und in ihr besteht ein empfindliches Gleichgewicht, das durch viele Faktoren gestört werden kann, beispielsweise durch Krankheit, Arbeitslosigkeit oder das Hinzukommen oder Ausscheiden eines Mitglieds. In Krisensituationen bemühen Familien sich, einen neuen Gleichgewichtszustand zu erreichen. Ist der Vater krank, muss eventuell ein anderes Familienmitglied zeitweilig bestimmte Aufgaben übernehmen. Wird das erste Baby geboren, müssen die Eltern ihre bisherige Lebensweise der neuen Situation anpassen. Gelingt es einer Familie nicht, mit solchen Veränderungen fertig zu werden, können bei einem oder mehreren ihrer Mitglieder Probleme auftreten. Auch wenn es manchmal so aussieht, als beträfen solche Probleme nur ein einziges Mitglied, basieren sie doch häufig auf der Beschaffenheit der Beziehungen zwischen allen Familienmitgliedern. Was die Mutter tut, wirkt sich auf ihren Sohn aus, dessen Reaktion wiederum die Schwester beeinflusst, welche nicht verhindern kann, dass auch ihr Vater in die Kettenreaktion einbezogen wird.

Die Organisation einer Familie verändert sich im Laufe der Zeit, um mit äußeren und inneren Belastungen fertig zu werden.

Auf eine starke äußere Bedrohung reagiert eine Familie im Allgemeinen, indem sie eine gemeinsame Front bildet, was manchmal positive Auswirkungen hat, so wie in Pauls Fall.

Als Paul, Sohn der Smiths im Teenageralter, in der Schule Schwierigkeiten bekam, waren seine Eltern empört und beschwerten sich beim Direktor der Schule. Obwohl Paul auch zu Hause seit einiger Zeit schon kein Engel mehr gewesen war, behauptete die ganze Familie, er benehme sich nie schlecht, und alle Familienmitglieder verhielten sich, als seien sie von einem gemeinsamen Feind angegriffen worden. Paul war über diese Demonstration familiärer Loyalität sichtlich erfreut, und seine schulischen Leistungen besserten sich danach zusehends. Seine Eltern fühlten die sich durch diese Veränderung bestätigt und halfen ihm, sein ungebärdiges Verhalten zu Hause abzulegen.

Wer sagt die Wahrheit?

Wie wir gesehen haben, bestehen Familien aus Einzelpersonen, die ihre eigene Sichtweise und persönliche Vorstellung von der Wahrheit haben. Wenn wir auch alle anderen Standpunkte innerhalb unserer Familie sehen könnten, verliefe das Zusammenleben wesentlich friedlicher. Leider sind wir gewöhnlich auf eine bestimmte Sichtweise fixiert: unseren eigenen Standpunkt.

Manchmal, etwa wenn es um Kriege oder von Menschenhand verursachte Katastrophen geht, ist es tatsächlich wichtig herauszufinden, wer mit der Sache angefangen hat. Doch selbst Beobachter und Historiker können sich über die wahren Ursachen solcher Ereignisse meist nicht einigen.

Familienhistoriker sind ebenso unzuverlässig. Es geht immer um die Voreingenommenheit des Beobachters. »Ich trinke, weil er mich geärgert hat«, lautet eine Version der Wahrheit. Es ist aber mindestens noch eine andere Version denkbar, nämlich: »Ich bin nur deshalb verärgert, weil sie trinkt.«

Übung 1: Die Vogelperspektive

- Versuchen Sie, sich an die letzte unangenehme Auseinandersetzung zu erinnern, die Sie mit jemandem hatten, der Ihnen sehr nahesteht. Stellen Sie sich die Szene möglichst anschaulich vor.
- Nun stellen Sie sich vor, Sie seien in die entfernteste Ecke der Decke des Raumes, in dem Sie sich befinden, geflogen (oder, wenn sich die Situation im Freien zugetragen hat, hoch in die Luft).
- Betrachten Sie dieselbe Szene von oben – aus der Vogelperspektive. Sie sehen zwei (oder mehr) Menschen, von denen einer Sie selbst sind, in einer Interaktion.
- Wirkt das Geschehen aus dieser Perspektive anders auf Sie? Erkennen Sie, welche Rolle Sie spielen? Achten Sie auf die Körpersprache, lauschen Sie dem Klang der Stimme. Reagieren Sie auf die andere Person nur oder provozieren Sie sie auch?
- Versuchen Sie, das, was die eine Person sagt und tut, zu dem, was die andere sagt und tut, in Beziehung zu setzen.
- Üben Sie dies einige Male und vergegenwärtigen Sie sich auf diese Weise verschiedene Streitgespräche. Wenn Sie sich dann das nächste Mal mitten in einem Familienstreit befinden, können Sie versuchen, sich in die Vogelperspektive zu versetzen und festzustellen, ob sich die Situation dadurch verändert.

Da es für die an solchen Streitigkeiten Beteiligten oft schwierig ist, sich in die Position des anderen hineinzuversetzen, vermag manchmal nur ein Außenstehender ihnen klarzumachen, dass sich hier »die Katze in den Schwanz beißt« – dass es sich um eine zirkuläre Situation handelt, in der beide Positionen einander bedingen. Dass sie trinkt, kann eine Reaktion darauf sein, dass sie sich über ihn aufregt, was wiederum eine Reaktion auf ihr Trinken ist, das *ihn* aufregt, und so weiter und so fort. Wenn es den beiden Partnern gelingt, ein paar Schritte vom Geschehen zurückzutreten und dadurch zu erkennen, dass sie sich in einem Teufelskreis befinden, sehen sie möglicherweise davon ab, einander zu beschuldigen, und können darüber nachdenken, wie sie das grundlegende Problem gemeinsam lösen könnten.

In der Hitze des Gefechts ist es nicht leicht, sich von der aktuellen Situation so zu distanzieren, dass man in der Lage ist, die

Dinge aus einer anderen Perspektive zu sehen; doch es lohnt sich in jedem Fall, dies zumindest zu versuchen. Die folgende Übung hilft Ihnen, sich von solch einer Situation zu distanzieren, um zu einer ausgewogeneren Sicht des wirklichen Geschehens zu gelangen.

Die Familienstruktur ermitteln

Wenn wir vom aktuellen Geschehen zurücktreten oder die Dinge aus einer anderen Perspektive sehen, erkennen wir die Verhaltensmuster, die in den meisten Familien existieren. Zu diesen Mustern zählen beispielsweise:

- Ständige Streitigkeiten zwischen einer Mutter und ihrer Tochter im Teenageralter.
- Der Vater distanziert sich von der Familie, wenn ein Familienmitglied weint.
- Allianzen zwischen Großmutter und Kind gegen einen Elternteil.
- Häufiges Gezänk zwischen den beiden Partnern wegen Hausarbeiten.

Insgesamt machen solche Muster die Struktur einer Familie aus – die Art, wie sich die Familienmitglieder erwartungsgemäß verhalten und wie sie zueinander in Beziehung treten. Wie ein historisches Gebäude kann die Struktur einer Familie über viele Jahre stabil bleiben, doch da sie auf einem empfindlichen Gleichgewicht beruht, kann sie auch jederzeit zusammenbrechen. Wie bei einem alten Gebäude gibt es auch bei den einzelnen Familienmitgliedern bestimmte Punkte, die im Falle ihrer Überlastung bewirken können, dass die Betreffenden oder ihre ganze Familie unter dem Druck zusammenbrechen.

Aus all diesen Gründen ist es wichtig, die Struktur der Familie zu verstehen und die Punkte zu finden, die verstärkt werden müssen. Dabei hilft uns ein Diagramm der Familienbeziehungen, das die Beziehungen zwischen den einzelnen Familienmitgliedern darstellt. Mit Hilfe verschiedener Symbole für Nähe, Distanz, Liebe, gemischte Gefühle usw. veranschaulicht das Diagramm, wer in der betreffenden Familie die Macht innehat, wer diese Person unterstützt und wer nicht, zwischen welchen Mitgliedern die wichtigsten Konflikte stattfinden und wer wem nahesteht.

Das erste der hier wiedergegebenen Diagramme zeigt, wie ein außenstehender Beobachter die Familie Jones sieht, die aus Mutter, Großmutter mütterlicherseits (»Omi«), Vater, Jack (15) und

Wie ein Außenstehender die Familie sieht

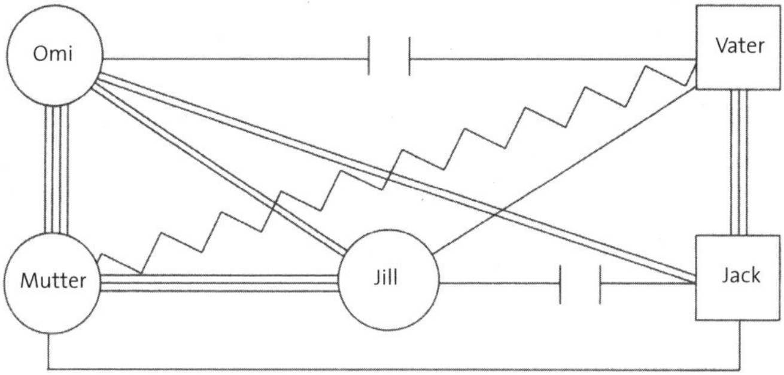

Wie Omi die Familie sieht

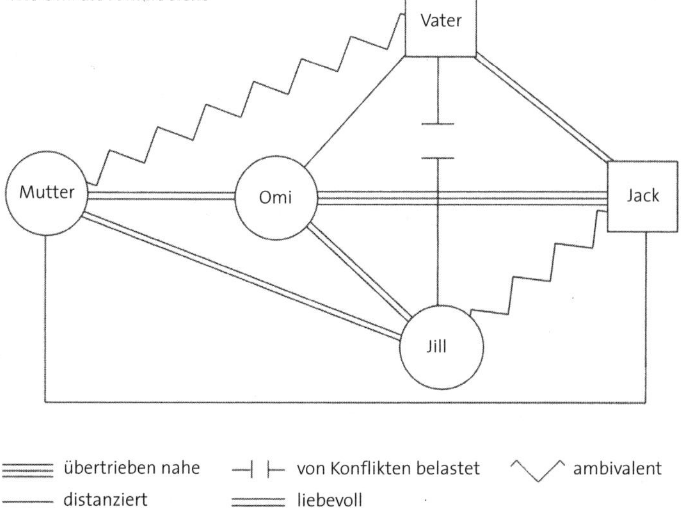

Jill (8) besteht. Das Diagramm zeigt, dass zwischen allen Frauen sehr enge Beziehungen bestehen, während die männlichen Familienmitglieder eher an der Peripherie des Familienlebens stehen.

Für Hierarchien innerhalb der Familie ist entscheidend, wer am obersten und am untersten Punkt des Diagramms dargestellt wird.

Zu bedenken ist jedoch, dass solche Diagramme sehr subjektive Momentaufnahmen (also Darstellungen von punktuellen Erlebnissen) sind. Die gleiche Person zeichnet vielleicht zu einem anderen Zeitpunkt ein völlig anderes Diagramm – beispielsweise

Übung 2: Zeichnen Sie ein Diagramm Ihrer Familie

Nehmen Sie sich für diese Übung ein wenig Zeit.

- Stellen Sie das Beziehungsgeflecht in Ihrer Familie auf einem Blatt Papier dar.
- Positionieren Sie sich selbst in der Mitte und ordnen Sie anschließend die anderen Mitglieder Ihrer Ursprungsfamilie und Ihrer erweiterten Familie sowie Ihre Freunde und Partner um sich herum an.
- Veranschaulichen Sie die verschiedenartigen Beziehungen zwischen den Mitgliedern Ihrer Familie mit Hilfe von Symbolen.
- Um sich darüber klar zu werden, wie sich solche Momentaufnahmen im Laufe der Zeit verändern, können Sie darüber nachdenken, wie Sie dieses Diagramm vor einem Jahr dargestellt hätten – oder vielleicht auch vor einer wichtigen Veränderung in Ihrer unmittelbaren oder weiteren Familie (beispielsweise einer Krankheit, dem Wegzug eines Mitglieds oder einer beruflichen Veränderung).
- Zeichnen Sie nun Ihr ideales Diagramm der Familienbeziehungen – wie Sie sich eine Veränderung der Situation beispielsweise in einem Jahr wünschen.
- Denken Sie darüber nach, was anders werden müsste, damit dies eintritt. Reden Sie mit Ihrem Partner, Ihren Eltern oder Ihrem Kind darüber – aber vermeiden Sie es, einander zu verletzen!
- Fordern Sie ein anderes Mitglied Ihrer Familie auf, sein Familiendiagramm zu zeichnen, und sprechen Sie dann mit ihm über eventuelle Ähnlichkeiten und Unterschiede.

wenn sie über ein bestimmtes Familienmitglied sehr wütend ist. Und andere Familienmitglieder würden wahrscheinlich entsprechend ihrer persönlichen Voreingenommenheit völlig andere Diagramme der gleichen Familie entwickeln. Omi beispielsweise zeichnete das zweite Diagramm, das eine sehr enge Beziehung zwischen ihr und ihrem Enkel erkennen lässt.

Natürlich hat die Art, wie wir die Dinge sehen, viel mit unserer Stellung innerhalb der Familie zu tun. Und je nach Situation – je nachdem, wen wir gerade lieben oder hassen – nehmen wir uns selbst und die anderen Familienmitglieder unterschiedlich wahr.

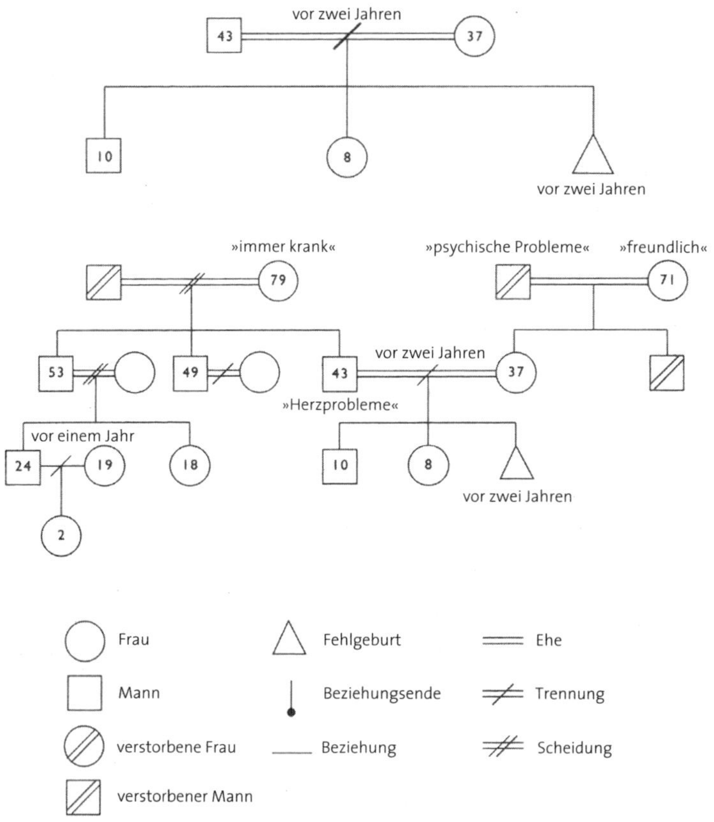

Wer ist wer in der Familie?

Familiendiagramme enthalten Informationen über die aktuellen Beziehungen innerhalb einer Familie, doch sagen sie nicht viel darüber aus, wie diese Beziehungen so geworden sind, wie sie sich in dem Diagramm darstellen. Mit Hilfe eines Familienbaums kann man die gesamte Familiensituation in einem Diagramm erfassen. Dies ermöglicht uns eine eingehendere Auseinandersetzung mit den verschiedenen am Familiendrama beteiligten Personen und ihren Rollen.

Es folgt die Darstellung eines zwei Generationen umfassenden Familienbaums:

Der erste Teil stellte die Familie einer alleinerziehenden Mutter mit zwei Kindern dar. Die Eltern hatten sich etwa zur Zeit einer Fehlgeburt der Frau getrennt. Zur Darstellung von Familienbäumen in Form von Kürzeln kann man bestimmte Symbole wie die in der Legende dieses Familienbaums beschriebenen benutzen.

Wenn wir frühere Generationen dieser Familie einbeziehen, entsteht ein Diagramm, das dem zweiten abgebildeten ähnelt. Auf der Seite des Vaters befindet sich ein Muster, das durch Scheidungen und Trennungen charakterisiert ist. Im Rahmen eines Familienbaumdiagramms kann man alle möglichen Informationen erfassen – Namen, persönliche Charakteristika, Geburts- und Todesdaten. Man kann sogar ein Beziehungsdiagramm damit verknüpfen, um zu zeigen, wer wem am nächsten stand und wo größere Konflikte aufgetreten sind.

Welche und wie viele Fragen im Rahmen eines solchen Diagramms gestellt und erfasst werden, unterliegt keiner Begrenzung, und in den folgenden Kapiteln dieses Buches werden noch wesentlich mehr gestellt. Bei der Auseinandersetzung mit einem Familienbaum stößt man oft auf Bereiche, über die keine gesicherten oder einfach keinerlei Erkenntnisse vorliegen. Die erste Frage, die man sich in solchen Fällen stellen muss, lautet: Warum wissen Sie nichts darüber? Außerdem sollten Sie sich fragen, wer die Antwort auf diese Frage wissen könnte. Dies könnte für Sie ein Grund sein, mit der betreffenden Person zu reden.

Wenn Sie sich den Familienbaum Ihres Partners anschauen, suchen Sie möglicherweise Ähnlichkeiten und Unterschiede zwischen Ihren beiden Familien. Beispielsweise könnten Sie nach Ähnlichkeiten hinsichtlich des Backgrounds, des Berufs, der Religion, des Geburtsorts und der Größe der Familie Ausschau halten. Tun Sie Ihrer Neugier keinen Zwang an. Je mehr Menschen Sie in Gespräche über den Familienbaum einbeziehen, umso interessanter und aufschlussreicher fallen die Resultate aus.

Ich möchte Sie jedoch in diesem Zusammenhang davor warnen, dass die Erforschung des Familienbaums der eigenen Familie sehr aufwühlend sein kann. Alte Wunden können wieder aufbrechen, unangenehme Erinnerungen reaktiviert und Schuldzuweisungen ausgesprochen werden. Doch da die Auseinandersetzung mit Familienbeziehungen anhand eines Familienbaums es Ihnen ermöglicht, das Geschehen in Ihrer Familie aus einer anderen Perspektive zu sehen, ist ein solches Unternehmen fast immer als positiv anzusehen.

Übung 3: Zeichnen Sie Ihren Familienbaum

Auch diese Übung kann für einige Aufregung sorgen.

- Zeichnen Sie ganz oben auf ein großes Stück Papier einen Kreis, wenn Sie eine Frau sind, und ein Quadrat, wenn Sie ein Mann sind.
- Falls Sie einen Partner haben, zeichnen Sie das Symbol für ihn unmittelbar neben Ihres. Fügen Sie anschließend Symbole für etwaige Kinder oder Enkel hinzu.
- Begeben Sie sich nun eine Generation in die Vergangenheit und zeichnen Sie Ihre Eltern und Geschwister in das Diagramm ein; machen Sie es mit Ihren Großeltern und anderen Verwandten genauso.
- Notieren Sie in den verschiedenen Kreisen und Quadraten jeweils das Alter der betreffenden Person oder ihr Todesdatum. Außerdem können Sie den Namen und eventuelle Krankheiten oder andere Probleme vermerken.

- Schreiben Sie mindestens ein Wort, das Ihnen zu der Person in den Sinn kommt, neben den Namen. Dabei spielt es keine Rolle, ob es sich um ein Problem, eine Eigenschaft oder eine Krankheit des Betreffenden handelt (z. B. »nachtragend«, »gütig«, »Selbstmord« oder »Krebs«).
- Falls Sie einen Partner haben, verfahren Sie mit dessen Zweig des Familienbaums genauso.
- Tragen Sie die Angaben so genau wie möglich ein. Lassen Sie Lücken oder tragen Sie Fragezeichen ein, wenn Sie über bestimmte Informationen nicht verfügen.
- Mit einem andersfarbigen Stift können Sie die Qualität der Beziehung zwischen den verschiedenen Personen charakterisieren: eng, distanziert, Koalitionen, Konflikte usw.
- Schauen Sie sich den Baum an. Fällt Ihnen an Ihrer Familie irgendetwas Neues auf? Sprechen Sie mit einem Freund oder einem anderen Familienmitglied darüber. Denken Sie nach, ob dieser Baum einige der Probleme oder Sorgen erklären könnte, mit denen Sie im Moment zu tun haben.
- Schauen Sie sich nun den Baum an und stellen Sie sich folgende Fragen:
  - Welchem anderen Familienmitglied sind Sie Ihrer Meinung nach am ähnlichsten?
  - Wem sind Sie nach Meinung anderer am ähnlichsten?
  - Wegen welcher Eigenschaft dieser Person glauben Sie, dass Sie ihr ähneln?
  - Wer in der Familie hatte einmal ein Problem, das dem Ihren ähnelte?
  - Wer hatte Probleme, die denjenigen anderer Familienmitglieder ähnlich waren?
  - Wer unterstützt andere Familienmitglieder am meisten/am wenigsten?
  - Nehmen Sie sich zwei Personen auf dem Familienbaum vor und überlegen Sie, wie die Beziehung zwischen ihnen war. Wiederholen Sie dies mit allen möglichen Personenpaaren.
  - Vor welchen dieser Menschen würden Sie Ihre Probleme geheim halten? Warum?
  - Wer in der Familie spricht nie über seine Probleme? Warum?
  - Wer ist in jeder Generation jeweils der Sündenbock?

Überzeugungen und Mythen einer Familie

Nachdem Sie Ihren Familienbaum erstellt haben, können Sie die Mythen und Geheimnisse Ihrer Familie erforschen. Jede Familie hat eigene Überzeugungen darüber, was gut und schlecht ist, was »angesagt« ist und was nicht. Einige dieser Überzeugungen werden explizit ausgesprochen, andere existieren nur implizit und werden erst deutlich, wenn jemand – wissentlich oder ohne es zu ahnen – gegen die betreffende Regel verstößt. Beispielsweise gibt es in vielen Familien feste Überzeugungen darüber, was Männer oder Frauen angeblich »gut können« – und natürlich auch »nicht gut können«. Es erfordert viel Kraft, sich einer solchen Überzeugung zu widersetzen. Wenn Männer in einer Familie als grundsätzlich »praktisch veranlagt« und »gut in handwerklichen Arbeiten« charakterisiert werden, einer der zur Familie gehörenden Männer verhält sich allerdings so, als sei er nicht einmal in der Lage, eine Sicherung auszutauschen, und wird stattdessen Dichter oder Lehrer, dann stellt er durch sein Verhalten tief verwurzelte Überzeugungen in Frage. Und wenn Frauen sich entschließen, einen angeblich »männlichen« Beruf zu ergreifen, etwa den des Piloten, des Fußballtrainers oder des Gehirnchirurgen, dann geraten sie dadurch oft in Widerspruch zu den Überzeugungen eines großen Teils der Gesellschaft sowie ihrer Familie.

Familiäre Überzeugungen gelangen auch in Form von Geschichten und Legenden zum Ausdruck. Mythen sind verzerrte Überzeugungen, an denen Menschen festhalten, obwohl es eindeutige Beweise dafür gibt, dass sie nicht zutreffen. In mancherlei Hinsicht wirkt ein Mythos wie ein Thermostat, der auf eine bestimmte Temperatur reagiert und auf diese Weise die Familienbeziehungen regulieren und »abkühlen« kann. Mythen spielen eine Rolle, wenn die Spannungen innerhalb einer Familie so stark werden, dass die familiären Beziehungen in Gefahr geraten. Ein Beispiel hierfür ist der Mythos »Man kann Männern einfach nicht vertrauen«.

Als Jane, Anfang zwanzig und Einzelkind, sich in Joe verliebte, waren ihre Eltern untröstlich. Sie hatten damit gerechnet, dass Jane für sie sorgen würde, wenn sie alt wären. Deshalb betrachteten sie Joe als massive Gefahr für ihre langfristigen Pläne. Dadurch wurde der mächtige Familienmythos »Man kann Männern einfach nicht vertrauen« wiederbelebt, und für diesen wurden zahlreiche Beweise zusammengetragen, von denen einige durchaus zutrafen, während andere die Situation verzerrt darstellten.

Dieser Mythos vergiftete allmählich Janes Beziehung zu Joe. Sie baute immer stärkeren Widerstand dagegen auf, sich mit ihm zu verabreden, insbesondere weil sie das Gefühl hatte, sie müsse sich ihrem Vater gegenüber loyal verhalten – der als rühmliche Ausnahme von der Regel über die generelle Unzuverlässigkeit der Männer hingestellt wurde. Joe fühlte sich zurückgewiesen und fing deshalb schließlich eine Affäre mit einer anderen Frau an. Als dies bekannt wurde, zeigte sich niemand überrascht, weil in dieser Familie ja ohnehin jeder wusste, dass man »Männern einfach nicht vertrauen kann«.

Die meisten Familien erfinden eigene Geschichten oder Mythen. Eine bestimmte Art, die Vergangenheit darzustellen, ermöglicht es, daraus Rückschlüsse auf die Gegenwart zu ziehen. Einerseits sind Mythen äußerst zweckdienlich, da sie der Familie helfen, Konfrontationen mit einer schrecklichen Wahrheit zu vermeiden. Andererseits wirken sie wie Scheuklappen, die einen dazu zwingen, Vergangenheit und Gegenwart im Sinne eines sehr starren Schemas zu sehen.

Hier einige weit verbreitete Familienmythen:

- Die Frauen in unserer Familie haben immer Probleme.
- Er ist nun einmal Vaters Lieblingskind, und das wird sich nie ändern.
- Die Ehe meiner Eltern war perfekt. Sie haben sich nie gestritten.
- Großeltern wissen alles am besten.
- Wir sind eine glückliche Familie. Wir sind nie traurig.

Familiengeheimnisse

Familienmythen werden oft entwickelt, um beschämende Ereignisse oder Geheimnisse zu verbergen. Fast in jeder Familie gibt es Geheimnisse. Ein Geheimnis ist oft eine wichtige Information, die einigen Familienmitgliedern aus der Furcht vorenthalten wird, sie könnte sich negativ auf die Beziehungen innerhalb der Familie auswirken. Viele Geheimnisse sind eigentlich gar keine Geheimnisse: Alle scheinen zu wissen, was »es« ist, aber niemand wagt es, offen darüber zu sprechen. Es besteht eine stillschweigende Übereinkunft, nicht darüber zu sprechen. Es kann sich um völlig harmlose Dinge oder um ein schreckliches, dunkles Geheimnis handeln – doch solange nicht darüber gesprochen wird, lässt sich nicht feststellen, um welche Art von Geheimnis es sich handelt. Tatsächlich sind viele Geheimnisse unbedeutend, und nicht ihr Inhalt ist das eigentlich Beunruhigende, sondern das Verhalten derjenigen, die versuchen, das Geheimnis zu wahren.

Zu sagen: »Ich kenne ein Geheimnis«, führt zwischen den verschiedenen Familienmitgliedern unweigerlich zu allen möglichen Spekulationen und Koalitionsbildungen. Ein derartiges Vorenthalten von Information kann lähmend wirken und alle Beteiligten in ein Ratespiel verstricken – weil zwar die Andeutung im Raum steht, aber keine Beweise für ihr Zutreffen auf den Tisch kommen. Bei den machtvollsten Geheimnissen in Familien geht es um Sex, Gewalt, Tod und Geld.

Kinder verfügen über eine erstaunliche Begabung, Geheimnisse aufzuspüren. Der stimmliche Ausdruck und das Mienenspiel von Eltern können darauf hindeuten, dass sie etwas verbergen. Wenn die Eltern sagen, dass kein Geheimnis existiert, ihre Körpersprache und andere nonverbale Signale jedoch auf die Existenz eines Geheimnisses deuten, kann das Kinder verwirren und zur Folge haben, dass sie ihr Vertrauen verlieren.

Manchmal erfinden Kinder selbst Geschichten, um mit diesem Gefühl der Verwirrung fertig zu werden, und solche Geschichten geben oft Aufschluss darüber, ob sie tatsächlich wissen, was das Geheimnis beinhaltet. Beispielsweise kann ein Kind einen imaginären Freund erfinden, der den Namen eines toten Bruders oder einer toten Schwester hat – über dessen oder deren Existenz die Eltern mit dem Kind nie gesprochen haben. Ein anderes Kind, vor dem die Eltern eine schreckliche Krankheit geheim gehalten haben, welche in der Familie vorgekommen ist, interessiert sich möglicherweise besonders auffallend für Spiele, in denen es um Krankenhäuser geht. Es ist erstaunlich, wie wenige Eltern solche offensichtlichen Bezüge erkennen, weil es ihnen selbst so schwer fällt, die Existenz eines derartigen Geheimnisses anzuerkennen.

Warum ist es wichtig, Geheimnisse zu haben?

Menschen haben sehr unterschiedliche Meinungen darüber, ob man Geheimnisse haben und bewahren sollte. Im positiven Fall können Geheimnisse beispielsweise darin bestehen, dass man Kindern nicht erzählt, was sie zu Weihnachten bekommen, damit das Geschenk bis zum Weihnachtsfest eine Überraschung bleibt und sie sich darauf freuen können. Viele Eltern glauben, dass man über bestimmte Dinge mit kleinen Kindern grundsätzlich nicht sprechen sollte. Zu diesen Tabuthemen zählen die sexuelle Beziehung der Eltern, finanzielle Probleme und die näheren Umstände des Todes eines Verwandten (beispielsweise durch Selbstmord oder Totgeburt). Andere Eltern halten es für grundsätzlich falsch, vor ihrem Nachwuchs irgendetwas geheim zu halten, weshalb sie ihre Kinder vom frühesten Alter an in alles, was innerhalb der Familie geschieht, einweihen.

Viele Menschen unterscheiden zwischen konstruktiven und destruktiven Geheimnissen sowie zwischen der Wahrung der Privatsphäre und Geheimhaltung. Doch ist es schwer, diese Grenze genau zu definieren. Wo endet die Privatsphäre, und wo beginnt die Geheimhaltung? Um Geheimhaltung handelt es sich, wenn wir andere Menschen aus irgendeinem Grund vor bestimmten Informationen schützen wollen. Sehr häufig neigen wir deshalb zur Geheimhaltung, weil wir verhindern wollen, dass die Reaktion eines anderen Menschen auf die Offenbarung eines Geheimnisses auf uns zurückschlägt.

In jedem Fall ist es wichtig, sich darüber im Klaren zu sein, warum ein bestimmtes Geheimnis überhaupt entstanden ist. Dabei ist entscheidend, ob diese Gründe auch *jetzt* noch gültig sind. Außerdem können in diesem Zusammenhang folgende Fragen gestellt werden:

- Welche Vor- und Nachteile hat es, wenn das Geheimnis jetzt offenbart wird?
- Wie kann das am besten geschehen?
- Wer sollte das Geheimnis lüften?

Die Geschichte eines Geheimnisses zurückzuverfolgen kann sehr schwierig sein. Wenn ein Familienmitglied genügend Mut aufbringt, um sich mit einem wichtigen Geheimnis auseinanderzusetzen, kann es passieren, dass sich die gesamte Familienstruktur diesem Bemühen widersetzt oder sogar zerbricht. Selbst wenn Geheimnisse von einer Person geschaffen werden, werden sie bald zum Eigentum der gesamten Familie, was schon an sich mit der Macht verbunden sein kann, die Wirkung der Geheimnisse zu schwächen oder zu stärken.

Manchmal sind Geheimnisse nur einem Familienmitglied bekannt – oder auch die anderen sind darüber offen oder insgeheim informiert, wenn auch nicht unbedingt alle in der Familie. Einige Geheimnisse sind allen im engsten Familienkreis bekannt, jedoch nicht der Außenwelt, und zwar gewöhnlich deshalb, weil eine bestimmte schreckliche Konsequenz befürchtet wird, beispielsweise die Einmischung der Polizei oder eine Fehde innerhalb der Familie. Über manche Geheimnisse sind nur zwei Menschen informiert, die einander absolute Geheimhaltung schwören. Oder eine Person schüchtert eine andere ein und droht ihr Gewalt an, falls das Geheimnis bekannt werden sollte. Eines der am weitesten verbreiteten schrecklichen Familiengeheimnisse, über das am seltensten gesprochen wird, ist Inzest und insbesondere sexueller Missbrauch eines Kindes durch einen Elternteil. Der Missbrauchsüberlebende empfindet gewöhnlich das Erlebte als »einsames Geheimnis«, weil er es für unmöglich hält, mit anderen Menschen darüber zu sprechen. Deshalb wahrt ein solcher Mensch sein Geheimnis oft jahrzehntelang – oder sogar lebenslang.

Geheimnisse können für Familien nützlich und gleichzeitig schädlich sein. Wenn niemand über das Unaussprechliche spricht, können mächtige Familienmythen entstehen, unter anderem auch der Mythos »Wir sind eine Familie ohne Geheimnisse«. Geheimnisse können das Vertrauen und die Nähe in einer Familie zerstören.

Als Phil sechzehn Jahre alt war, wurde das Leben in seinem Elternhaus für ihn immer unerträglicher. Er fühlte sich »anders«, wusste aber nicht warum. Er war zu Hause oft sehr ungezogen, und seine Eltern sagten wiederholt zu ihm: »Wenn du so weiter machst, gehörst du irgendwann nicht mehr zu uns.« Sie rauften sich die Haare und erklärten, sie hätten »keine Ahnung, woher er das hat». Je stärker sie Phil kritisierten, umso unerträglicher wurde sein Verhalten. Er fühlte sich zurückgewiesen, und er sagte immer wieder zu seinem Vater: »Wenn du doch bloß nicht mein Vater wärst.«

Schließlich kam es zu einer Krise. Phils Vater verlor die Beherrschung, und es brach aus ihm heraus: »Du bist genauso wie dein Vater!« Damit hatte er die Büchse der Pandora geöffnet: Es kam ans Licht, dass Phil aus einer Inzestbeziehung seiner Mutter mit ihrem Vater hervorgegangen war – ein bis zu diesem Zeitpunkt wohlgehütetes Geheimnis. Alle, die davon wussten, hatten geschworen, Stillschweigen darüber zu bewahren, und für die junge Mutter wurde ein »anständiger« Ehemann gesucht. Phils angebliche »Andersartigkeit« hatte bewirkt, dass das Geheimnis seiner Familie ans Licht gekommen war.

Geheime Ängste

Die meisten Geheimnisse basieren auf Tatsachen, einige auf Einbildung. Im letzteren Fall geht es in der Regel um Ängste, die auf Gefühle wie Liebe, Hass, Eifersucht oder Zurückweisung zurückzuführen sind. Solche Ängste können mehrere Familienmitglieder haben, und oft besteht ein Einvernehmen darüber, ohne dass auch nur ein Wort über das Geheimnis fällt. Die Betroffenen verhalten sich, als warteten sie darauf, dass ein schrecklicher Fluch sich bewahrheiten werde, und ihre übertriebene Besorgnis kann diese Angst in eine sich selbst erfüllende Prophezeiung verwandeln.

Peter war zwölf Jahre alt, als sein Verhalten in der Schule sehr problematisch wurde. Die Lehrer berichteten, sie hätten den Eindruck, er höre während des Unterrichts Stimmen in seinem Kopf zu. Deshalb sei er nicht in der Lage, am Unterricht teilzunehmen. Schon bald wurde er von seinen Klassenkameraden gehänselt.

Als Peter zusammen mit seinen Eltern einen Kinderpsychiater aufsuchte, signalisierte seine Mutter diesem, dass sie ihm etwas mitteilen wolle. Daraufhin brachte sie Peter unter einem Vorwand dazu, den Raum zu verlassen, und schickte ihrer Eröffnung die Bemerkung voraus, dies habe sie auch ihrem Mann – der ebenfalls anwesend war – noch nie erzählt: Sie sorge sich, dass Peter »schizophren« sein könnte wie ihr eigener Vater. Sie berichtete von ihrer entsetzlichen Kindheit, in der ihr Vater ständig Stimmen gehört und sie gequält hatte.

Nach Peters Geburt war sie über seine körperliche Ähnlichkeit mit seinem Großvater ziemlich schockiert gewesen, und sie hatte sich immer wieder gefragt, ob auch er »schizophren« werden könnte. Anschließend berichtete sie, sie habe ihn seit seiner frühesten Kindheit ständig genau beobachtet, um bei ihm eventuelle Ähnlichkeiten mit seinem Großvater zu entdecken. Ihre Befürchtungen hatte sie geheim gehalten, weil sie befürchtete, diese könnten sich bewahrheiten, wenn sie darüber spreche. Ihr Mann hörte sich ihren Bericht an und bekannte dann zur Überraschung seiner Frau, er habe genau die gleichen Ängste gehabt, aber nie darüber gesprochen, weil er seine Frau nicht habe beunruhigen wollen. Als Peter später aufgefordert wurde, wieder in den Raum zurückzukehren, wurde er gefragt, worüber seine Mutter seiner Meinung nach soeben gesprochen habe. Ohne auch nur einen Augenblick zu zögern antwortete er: »Über meinen Großvater. Er war doch verrückt.«

Eltern scheinen nicht anders zu können, als sich über ihre Kinder Sorgen zu machen. Manchmal entdecken sie in einem Kind eine Eigenschaft, die sie an die Vergangenheit erinnert, die bei ihnen Ängste auslöst und die sie häufig als so entsetzlich empfinden, dass sie nicht in der Lage sind, darüber zu sprechen. Natürlich werden die Geheimnisse dadurch, dass nicht über sie gesprochen wird, noch verschlimmert; wenn es gelingt, die Eltern dazu zu bringen, ihr Geheimnis jemandem mitzuteilen, ist das Problem oft schon zur Hälfte gelöst.

Geheime Allianzen

Geheimnisse können in der alltäglichen Auseinandersetzung innerhalb einer Familie zu wirksamen Waffen werden. Wenn nur zwei Familienmitglieder darüber informiert sind, können starke Bündnisse entstehen, an denen oft verschiedene Generationen beteiligt sind. Gehören Kinder einem solchen Bündnis an, fühlen sie sich mit ihrem Wissen meist bald unwohl und fangen dann oft an, andere Familienmitglieder auf die Geheimnisse aufmerksam zu machen: Sie flüstern in Anwesenheit der Person, vor der etwas geheim gehalten werden soll, mit dem Mitwisser und wecken dadurch natürlich Neugier, wenn nicht sogar einen Verdacht.

Oft verursacht schon die bloße Existenz eines Geheimnisses, völlig unabhängig von seinem Inhalt, Aufregung. Der Akt der Geheimhaltung selbst ist äußerst wichtig und erzeugt bei denjenigen, die nicht eingeweiht sind, das Gefühl, ausgeschlossen zu sein. Dies kann zu quälenden Ratespielen führen.

Jane, 13 Jahre alt, merkte, dass ihre Mutter eine Affäre mit einem verheirateten Mann hatte. Jane deutete ihrer Mutter gegenüber an, dass sie etwas darüber wisse, doch ihre Mutter ignorierte die Andeutungen, bis Jane sie schließlich zur Rede stellte und von ihr zur Geheimhaltung verpflichtet wurde. Jane hatte jedoch das Bedürfnis, das Geheimnis jemandem mitzuteilen, und erzählte es deshalb ihrer Schwester Kate, nachdem sie auch diese aufgefordert hatte, mit niemandem darüber zu sprechen. Kate wiederum informierte ihren Onkel mütterlicherseits darüber, der es seiner Mutter offenbarte, wobei er auch diese beschwor, mit niemandem darüber zu sprechen. Mittlerweile war Janes Vater klar geworden, dass Jane ein Geheimnis hatte, und er fragte seine Frau, warum Jane sich so merkwürdig verhalte. Janes Mutter leugnete, etwas darüber zu wissen, doch war sie nun so besorgt, dass sie ihre eigene Mutter um Rat fragte. Diese war von ihrem Sohn (dem Onkel von Kate und Jane) informiert und dazu verpflichtet worden, ihr Wissen für sich zu behalten; doch verhielt sie sich so merkwürdig, dass ihre Tochter sich fragte, was ihre Mutter wohl vor ihr zu verbergen hatte. Später fragte sie Jane, ob sie das Geheimnis verraten habe, was die Tochter vehement leugnete.

Geheimnisse können die Kommunikation zwischen Menschen erheblich erschweren und Komplikationen unterschiedlichster Art heraufbeschwören, bis hin zu mehr oder minder offensichtlichen Erpressungen. Nicht selten kommt es zu Aussagen wie: »Ich verrate dein Geheimnis nicht, wenn du für mich das und das tust.«

Übung 4: Geheimnisse lüften

Hier einige Empfehlungen für den Umgang mit Geheimnissen:

1. Ermitteln Sie das Geheimnis und benennen Sie es.

Bei den meisten Geheimnissen geht es um Sex, Krankheit oder Tod.

2. Schätzen Sie ein, was im konkreten Fall für und gegen die Geheimhaltung spricht.

Stellen Sie sich folgende Fragen:

- Wie wirkt sich das Geheimnis auf das Familienleben aus? Wer wird dadurch belastet und wie?
- Wie wird die offene Kommunikation innerhalb der Familie durch das Geheimnis beeinträchtigt? Wer kann wann und in wessen Anwesenheit nicht mit wem reden?
- Was könnte schlimmstenfalls passieren, wenn das Geheimnis gelüftet würde? Wer wäre von dieser Wirkung betroffen, und wie?
- Was könnte aufgrund der Offenlegung bestenfalls geschehen? Wem würde dadurch am meisten geholfen? Wer weiß wahrscheinlich über das Geheimnis Bescheid?
- Wer könnte wann und mit wem über das Geheimnis reden?

3. Denken Sie über die mit dem Eingeständnis verbundenen Risiken nach:

- Scham
- Vertrauensverlust
- Reaktionen der anderen Familienmitglieder, beispielsweise in Form von Wut oder Verletztheit
- Gefahren in Form von Vergeltungsmaßnahmen oder Drohungen.

4. Denken Sie über die positiven Auswirkungen eines Eingeständnisses nach:

- Erleichterung
- Möglichkeit der Erholung und Heilung
- mehr Offenheit und infolgedessen größeres Vertrauen
- mehr Aufrichtigkeit.

5. Nun entscheiden Sie, wann und wo Sie das Geheimnis lüften wollen!

Gewohnheiten und Überlebenstechniken

Warum Familien Gewohnheiten brauchen

Ein großer Teil des Familienlebens besteht aus Gewohnheiten. Ausflüge und Familientreffen anlässlich von Geburtstagen und anderen persönlichen Festtagen sowie religiösen Feiertagen sind Beispiele für familiäre Gewohnheiten, die wohl jeder kennt. Doch auch der Familienalltag ist von zahlreichen Gewohnheiten geprägt, von denen viele dazu dienen, das Klima in der Familie zu verbessern und ein Gefühl der Geborgenheit zu schaffen. Das Vorlesen einer Geschichte, wenn das Kind zu Bett gehen soll, und die Tasse Tee am frühen Morgen signalisieren, dass alles in Ordnung ist. Auch wer den Tisch deckt oder das Geschirr abwäscht, ist oft klar geregelt, und jede Abweichung von solchen Regelungen wird als »nicht richtig« empfunden. Wenn etwas immer wieder auf genau die gleiche Weise geschieht, vermittelt uns dies ein Gefühl der Vertrautheit.

Allerdings gibt es auch Gewohnheiten, die nicht als positiv empfunden werden. Beispielsweise setzen sich manche Ehemänner, wenn sie von der Arbeit nach Hause kommen, vor den Fernseher, legen die Füße auf den Couchtisch und erwarten, dass ihre Frau ihnen das Abendessen bringt. Sosehr dem Mann diese Gewohnheit gefallen mag, so gereizt reagiert seine Frau wahrscheinlich im Laufe der Zeit darauf. In anderen Familien können wir beobachten, dass »sie immer streiten« oder »er ihr nie Recht gibt«. Dies sind Verhaltensmuster, die bestimmte Familien charakterisieren. Manche Gewohnheiten jedoch wirken sich auf lange Sicht sehr schädlich aus. Bekommt beispielsweise ein junger Mensch immer wieder zu hören, er »tauge nichts«, dann fängt diese tägliche Giftdosis früher oder später an, sich auf sein Verhalten auszuwirken.

In der Regel sind wir uns der meisten dieser Gewohnheiten nicht bewusst, und das gilt insbesondere für diejenigen, die wir als angenehm empfinden. Sie wirken auf uns wie Automatismen. Grundsätzlich ist es nicht immer leicht, zwischen guten und schlechten Gewohnheiten zu unterscheiden. Manche Gewohnheiten wirken sich in einer Familie negativ aus, während sie in einer anderen keine Probleme machen. Beispielsweise streiten manche Familien regelmäßig und glauben, dies wirke sich positiv auf die Charakterbildung aus. Das Schweigen zwischen den Streitereien empfinden die Familienmitglieder als unerträglich – sie scheinen einander ihre Zuneigung nur in Form von heftigen Streitereien zeigen zu können.

Andere Familien sind stolz darauf, dass sie sich nie streiten. Somit kann das, was für einen bestimmten Menschen oder eine bestimmte Familie ein Problem sein mag, einem oder einer anderen als völlig »normal« erscheinen. Noch komplizierter wird es, wenn Familienmitglieder eine regelrechte Sucht nach dem, was sie verletzt, entwickeln. Es gibt sogar Menschen, die süchtig sind nach Gewalttätigkeit in der Ehe, nach der Verteufelung und Beschuldigung anderer oder nach Selbstherabsetzung und dies als normal ansehen.

Woran erkennt man, dass in einer Durchschnittsfamilie nicht »alles in Ordnung« ist? Im folgenden beschäftigen wir uns damit, wie sich einige verbreitete Gewohnheiten verändern lassen, die sehr belastend wirken können.

Wutausbrüche

Auf den ersten Blick mag es merkwürdig erscheinen, wenn hier Wutausbrüche als Gewohnheiten bezeichnet werden, weil diese stets wie aus heiterem Himmel losbrechen. Doch die Entstehung der meisten Wutausbrüche folgt einem bestimmten Muster, welches das ihnen zugrunde liegende Problem widerspiegelt.

Joe galt allgemein als sehr tüchtig, nicht nur in seinem Beruf, sondern auch in seinem familiären Umfeld. Seine Familie bewunderte seine Stärke und Unabhängigkeit. Von seinen vielen Geschäftsreisen kehrte er stets in sehr aufgeräumter Stimmung zurück. Und wenn er zu Hause war, beteiligte er sich fair an der Erledigung der anfallenden Arbeiten. Er wirkte in jeder Hinsicht vorbildlich.

Doch manchmal geriet er in eine Krise – und zwar immer dann, wenn seine Frau Judy für einen oder zwei Tage ihre Eltern besuchte. Kurz vor ihrer Abreise war er gewöhnlich sehr gereizt und erklärte, es sei nicht in Ordnung, dass die Kinder, die längst Teenager waren, »sich selbst überlassen« blieben. Seine Stimmung wechselte in diesen Situationen zwischen Wut auf seine Frau und Depression. Judy verstand nicht, was da vor sich ging, und da Joe nicht bereit war, über das Problem zu reden, wurden diese Vorfälle zu einer Gewohnheit, die sich über viele Jahre hielt.

Als das älteste Kind aus dem Elternhaus auszog, wurde Joe sehr depressiv. Nachdem seine Frau versucht hatte, der Sache mit zahlreichen Fragen auf den Grund zu gehen, war Joe endlich in der Lage, ihr zu erzählen, dass er als kleines Kind das Gefühl gehabt hatte, von seiner Mutter im Stich gelassen zu werden. Weil der Vater seiner Mutter Witwer gewesen war und unter einer chronischen Krankheit gelitten hatte, hatte sie viel Zeit darauf verwandt, ihn zu pflegen, und war deshalb oft lange nicht zu Hause gewesen. Darunter hatte Joe sehr gelitten, und er hatte versucht, damit fertig zu werden, indem er sehr früh sehr selbstständig geworden war. Seine eigenen Kindheitserlebnisse und seine Wutausbrüche in seiner Ursprungsfamilie hatte er allerdings nie miteinander in Verbindung gebracht – möglicherweise, weil er es als zu schmerzlich empfunden hätte, sich an sein eigenes Gefühl, verlassen zu werden, zu erinnern. Jedesmal wenn seine Frau zu einem Besuch bei ihren Eltern hatte aufbrechen wollen, hatte er rot gesehen und unbewusst wiedererlebt, dass er selbst sich so früh von seiner Mutter verlassen gefühlt hatte.

Indem Joe seiner Frau Judy von seinen Verlassenheitsgefühlen als Kind erzählte, tat er den ersten Schritt zur Klärung der Frage, welche Verbindung zwischen seiner Vergangenheit und seiner Gegenwart bestand. Außerdem offenbarte er durch sein Eingeständnis seine Verletzlichkeit, die er bisher hinter einer Fassade der Tüchtigkeit und Selbstständigkeit zu verbergen versucht hatte. Judy war sehr froh über diese Veränderung, und sie konnte danach auch über andere wichtige Themen offener mit ihm reden. Allmählich lernte Joe zu akzeptieren, dass seine Frau völlig anders war als seine Mutter, und seine Wutausbrüche blieben nach einiger Zeit völlig aus.

Übung 5: Den neuralgischen Punkt finden und behandeln

Gibt es etwas, dass bei Ihnen die Sicherungen durchbrennen lässt? Oft ist uns nicht klar, was unsere Wutausbrüche auslöst. Wenn wir die spezifischen Auslöser kennen, hilft uns das, solche Explosionen zu vermeiden. Haben wir Verursacher gefunden, können wir konstruktiv darüber nachdenken, wie wir etwas daran verändern können.

- Was muss ein Mitglied Ihrer Familie sagen oder tun, damit Sie rot sehen?
- Denken Sie an Ihren letzten Wutausbruch und daran, was Sie davor gesagt und getan haben. Welche Wirkung hatte er auf die Menschen in Ihrer unmittelbaren Umgebung?
- Denken Sie darüber nach, warum die anderen so auf den Ausbruch reagiert haben.

Was Sie tun können

- Sagen Sie voraus, wann Sie wahrscheinlich das nächste Mal explodieren werden.
- Denken Sie darüber nach, was Sie tun können, um solche Explosionen zu vermeiden:
  - Versuchen Sie, Dinge, die Sie in der Regel aufregen, nicht zu ernst zu nehmen.
  - Lenken Sie sich ab, indem Sie sich einer anderen Aktivität zuwenden.
  - Meiden Sie die betreffende Situation völlig.
- Sprechen Sie mit Ihrer Familie bzw. Ihrem Partner offen über das Problem.
- Bitten Sie die Betreffenden, nichts zu tun, was bei Ihnen einen Ausbruch auslösen könnte.
- Üben Sie, sich zu beherrschen.

Wenn die Situation in der Gegenwart derjenigen in der Vergangenheit ähnelt, können alte Gefühle reaktiviert werden. Irgendetwas in uns hallt nach, und oft wissen wir nicht einmal, was es ist. Zur Verblüffung der Menschen in unserer Umgebung reagieren wir dann scheinbar völlig irrational. Wenn etwas bei uns den Nerv trifft, kommt es ohne jede Vorankündigung zu einem Wutausbruch. Die meisten Menschen, die zu solchen Ausbrüchen neigen, hassen sich anschließend oder fühlen sich sehr unwohl. Die Beherrschung zu verlieren ist nicht gerade angenehm und kann sogar beängstigend wirken. Ein gelegentlicher Wutausbruch ist eine gesunde Möglichkeit, »Dampf abzulassen«, doch wenn solche Vorfälle zu häufig werden, wollen entweder wir selbst oder andere Mitglieder unserer Familie etwas an diesem Zustand ändern.

Geräuschlose Ausbrüche

Ausbrüche können sehr unterschiedlich stattfinden. Manche Menschen laufen rot an, werden sehr wütend, brüllen und schreien, lassen »Dampf« ab und beruhigen sich dann allmählich wieder. Andere wirken sehr angespannt und brechen in Tränen aus. Außerdem gibt es Menschen, bei denen die Haut – oft sehr heftig – »ausschlägt«. An ihrem Hals zeigen sich plötzlich rote Flecken, andere Körperbereiche fangen an zu jucken, oder es treten Quaddeln auf. Bestimmte Hautbeschaffenheiten sind optische Anzeichen dafür, dass bei jemandem ein »neuralgischer Punkt« getroffen worden ist. Gefühle zu unterdrücken kann sehr beengend wirken. Eine chronische Depression oder ein hartnäckiges psychosomatisches Symptom sind der Preis, den viele Menschen dafür bezahlen, dass sie ihre Gefühle nicht ausdrücken.

Viele Menschen fürchten, dass sie vielleicht nicht mehr aufhören können, wenn sie erst einmal anfangen, ihre Gefühle auszudrücken, weil dadurch ein so überwältigendes Leid zutage komme. Einige sagen: »Wenn ich darüber rede, rege ich mich nur auf … Ich könnte mich dann nicht mehr beherrschen.« Oder:

»Wenn ich anfangen würde, darüber zu reden, könnte ich nicht mehr aufhören zu weinen.« Natürlich ist Vorsicht geboten, wenn jemand Angst davor hat, wichtige Gefühle zum Ausdruck zu bringen. Sitzt die betreffende Person seit vielen Jahren auf einer emotionalen Zeitbombe, muss dafür gesorgt werden, dass diese »kontrolliert« gezündet wird. Dazu ist manchmal ein Experte erforderlich (den man möglicherweise außerhalb der Familie suchen muss), beispielsweise ein sehr guter Freund oder ein Therapeut, zu dem der Betroffene eine sehr enge und vertrauensvolle Beziehung hat.

Wenn Menschen mit jemandem reden, dem sie vertrauen, können sie oft Gefühle äußern, ohne zu fürchten, dass die andere Person mit dem Offenbarten nicht fertig wird oder sich dabei langweilt. Viele Menschen können ihr Leid niemandem anvertrauen, weil sie fürchten, zurückgewiesen zu werden, schlecht dazustehen, lächerlich gemacht oder zum Gegenstand von Klatsch und Tratsch zu werden. Einige fürchten auch, sie könnten ihre Freunde verlieren, wenn sie diesen ihre Sorgen schildern. Deshalb ist es manchmal ratsam, einen Therapeuten aufzusuchen, den wir dafür bezahlen, dass er sich anhört, was uns bedrückt.

Einfach jemanden zu haben, der bereit ist, sich anzuhören, was niemand anders hören will, kann erleichternd wirken. Doch abgesehen davon kann eine Therapie oder Beratung Menschen auch helfen, altbekannte Situationen in einem neuen Licht zu sehen. Die meisten Therapeuten geben ihren Klienten keine direkt umsetzbaren Ratschläge, sondern helfen ihnen, sich ihre schwierige Lage aus unterschiedlichen Perspektiven anzuschauen. Dadurch entdecken die Klienten neue Möglichkeiten des Umgangs mit ihren Problemen und erproben diese zunächst in der Sicherheit des Beratungszimmers und später im Rahmen ihrer Familie oder ihres Freundeskreises.

Streitigkeiten

Wie Streitigkeiten beginnen

Man kann praktisch über alles und jedes streiten, sogar darüber, ob eine bestimmte Diskussion in Wahrheit ein Streit ist oder nicht:

Manche Streitigkeiten sind einmalige Ereignisse, andere wiederholen sich und lassen sich sogar ziemlich zuverlässig voraussagen. Bei vielen Streitigkeiten geht es um unwichtige Dinge, nur selten um wichtige Fragen. In den meisten Familien erscheint es in bestimmten Situationen fast unmöglich, *nicht* zu streiten, beispielsweise wenn es um eine Geldangelegenheit geht.

Wie wird ein Streit ausgelöst? Die meisten von uns haben sich schon oft plötzlich in einem Familienstreit wiedergefunden. Und in der Regel glauben wir in solchen Situationen, jemand anders habe mit dem Streit angefangen. Genau das Gleiche meint natürlich auch die andere Streitpartei. Oft lässt sich nicht mehr feststellen, wer einen Streit begonnen hat; doch wir alle wissen, wie solche Situationen beginnen:

A: Du hörst mir nie zu!
B: Warum hackst du auch ständig auf mir herum?!
A: Du glaubst nie, was ich sage!
B: Du bist immer so ungepflegt!

Aussagen, in denen die Wörter »immer« und »nie« vorkommen, lösen fast immer heftige Reaktionen beim anderen aus. Wenn man sich aus einem solchen Streit einfach zurückzieht, verzichtet man auf die Möglichkeit, »das letzte zu Wort haben«. Fast jeder Mensch möchte das letzte zu Wort haben, denn jeder glaubt, seine Auffassung sei zutreffender als die des Kontrahenten. Natürlich kann man sich jederzeit dafür entscheiden, auf das letzte Wort eines anderen Menschen nicht zu antworten, doch das könnte ja als Nachgeben ausgelegt werden.

Handgreiflichkeiten

Je hartnäckiger die eine Partei auf ihrer Sicht beharrt, umso hartnäckiger bleibt die andere beim Gegenteil. Ein Streit, so geringfügig sein Anlass auch sein mag, kann leicht eskalieren, wenn beide Parteien immer nachdrücklicher auf ihrer Position bestehen. In solchen Situationen kommt es häufig nicht nur zu Geschrei, sondern auch zu Gewalttätigkeiten.

Übung 6: Wiederholung in Zeitlupe

Wenn wir uns ein Video anschauen, möchten wir manchmal den Ablauf einer bestimmten Szene genau studieren. Wir spulen dann das Band zurück und schauen uns die Szene mehrmals an, und zwar möglichst in Zeitlupe.

- Ebenso kann man sich im Geiste ein imaginäres Video von einem Streit, in dessen Verlauf es zu Gewalttätigkeiten gekommen ist, mehrfach anschauen und es studieren. Dazu starten Sie den »Film« bei der letzten Szene, in der die Situation eskalierte.
- Versuchen Sie herauszufinden, was unmittelbar davor geschah. Bewegen Sie sich auf diese Weise zeitlich Schritt für Schritt rückwärts und schreiben Sie die Sequenz komplett von ihrem Ende bis zum Anfang auf.
- Versuchen Sie nun, den Punkt in der Szene zu finden, an dem Sie die Eskalation noch hätten verhindern können, und denken Sie darüber nach, wie die andere Person dies aufgenommen hätte.

Einer Konfrontation können Sie ausweichen, indem Sie

  - den Ton Ihrer Stimme verändern,
  - zurückweichen oder nachgeben,
  - die Situation durch Ablenkung der anderen Person entschärfen,
  - den Raum oder das Haus verlassen.

- Wenn Sie das nächste Mal eine dieser Streitereien erleben, die regelmäßig zu Gewalttätigkeit führen, dann versuchen Sie, Ihren obigen Erkenntnissen entsprechend zu handeln und die Sequenz rechtzeitig zu unterbrechen.

Eine Strategie, zu der viele in solchen Fällen Zuflucht nehmen, besteht darin, zu verstummen oder so zu tun, als wären sie taub, oder beides zusammen. Wenn einer der Streitenden das Gefühl hat, kein Gehör mehr zu finden oder keine Antworten mehr zu erhalten, wird der Streit dadurch manchmal beendet, aber die andere Seite kann auch noch wütender werden und zu Handgreiflichkeiten übergehen. Glücklicherweise sehen die meisten Menschen solche Entwicklungen kommen und sind dann in der Lage, rechtzeitig zu flüchten. Sich einem Streit durch Flucht zu entziehen ist für einige Menschen die einzige Möglichkeit zu verhindern, dass sie zuschlagen oder selbst geschlagen werden – oder beides.

Wenn Worte versagen, schlagen einige Menschen, um eine Reaktion zu erzwingen. In manchen Familien führen zunächst verbale Streitigkeiten regelmäßig zu gewalttätigen Auseinandersetzungen, weil die Betreffenden einander nicht mehr zuhören können. »Sie hat mich dazu gebracht … sie wollte mir nicht mehr zuhören« lautet die Entschuldigung eines Mannes, der seine Frau geschlagen hat – als ob dies seine Gewalttätigkeit rechtfertigen würde.

Wie können Menschen körperliche Gewalt vermeiden? In der Regel ist beiden Parteien völlig klar, welche Ereignisfolge zu Gewalttätigkeiten führt. Sagt jemand: »Wenn du nicht aufhörst, werde ich dich schlagen«, ist es oft schon zu spät. Gefahrensignale rechtzeitig zu erkennen ist sehr wichtig, wenn man sich selbst und andere Menschen schützen will. Dies macht manchmal extreme Maßnahmen erforderlich, beispielsweise die Polizei zu rufen oder das Haus zu verlassen.

Aufhören zu streiten

Wir wissen bereits, wie schwierig es sein kann, die schlechte Gewohnheit, sich zu streiten, aufzulösen. Ist ein Streit erst einmal entbrannt, kommt jedes Bemühen um rationales Verhalten zu spät. Das Einzige, was noch Aussicht auf Erfolg hat, ist das aufrichtige Eingeständnis einer Partei, dass sie einen Fehler gemacht oder falsch gelegen hat; doch dies zu schaffen ist schwer. Außerdem werden Aufrichtigkeit und Demut nicht immer belohnt, denn manchmal versetzt Ihnen Ihr Gegenspieler nach einem solchen Eingeständnis den finalen Dolchstoß: »Spar dir deine Entschuldigungen … Das erzählst du doch schon seit Jahren, aber geändert hast du dich nicht.«

Kurz gesagt: Es ist sehr schwierig, Streitigkeiten zu stoppen, weil sie so häufig nach einem festen Muster verlaufen und die starren Ansichten der beiden Parteien über die jeweils andere Seite widerspiegeln.

Warum manche Familien den Streit »brauchen«

Manche Familien »brauchen« Streitigkeiten, um sich über Probleme auseinanderzusetzen, die Beziehungen untereinander zu klären oder sich ihre Liebe und ihre Sorgen mitzuteilen. Nur wenn es *ständig* zu Streitigkeiten kommt, sollte man sich fragen, ob dies wirklich nötig ist. Manche Familien sind regelrecht »streitsüchtig«. Der regelmäßige Streit gibt ihnen das Gefühl, dass ihr Leben einen Sinn und Zweck hat. Doch die meisten gewohnheitsmäßigen Streitereien sind eine Methode, die Aufmerksamkeit auf eine Angelegenheit zu lenken, die noch nicht abgeschlossen ist, und gewöhnlich finden sie bei Familientreffen statt.

Ein Beispiel hierfür ist die Familie Braun und ihr jährliches Familientreffen zu Weihnachten. Die drei erwachsenen Kinder und ihre Familien verbringen jedes Weihnachtsfest bei ihren alten Eltern. Meist dauert es nur wenige Minuten, bis der erste Familienkrach losbricht. Die Geschwister streiten sich, so wie sie es immer getan haben. Ihre Eltern sagen zu ihnen, die Zeiten hätten sich offenbar nicht geändert, doch dieser Hinweis führt zu nichts. Alte Fehden werden wieder lebendig, und obwohl alle sich insgeheim schwören, sich beim nächsten Treffen nicht wieder genauso zu verhalten, passiert im folgenden Jahr exakt das Gleiche.

Solche Kräche zeigen paradoxerweise, wie stark Familienbindungen sind, und sie dienen dazu, allen Beteiligten vor Augen zu führen, dass sich nicht das Geringste geändert hat. Andererseits sehen alle dem nächsten Weihnachtsfest mit Unbehagen entgegen und hoffen, besagte unabgeschlossene Angelegenheit endlich und für immer loszuwerden.

Übung 7: Vier Minuten für jeden

Um Streitigkeiten zu stoppen oder ihre Eskalation zu verhindern, muss etwas völlig anderes geschehen – etwas »Untypisches«, das die eingefahrenen Gleise verlässt. Eine gute Methode, dies zu erreichen ist die Übung »Vier Minuten für jeden« (oder drei oder fünf Minuten oder eine andere kürzere Zeitspanne).

- In einer ruhigen Situation erklären sich beide Beteiligte bereit, im Rahmen eines einwöchigen Experiments beim nächsten Konflikt den Zauberspruch »Vier Minuten für jeden« auszusprechen.
- Dies ist das Signal, dass eine der beiden Parteien vier Minuten lang alles sagen darf, was sie sagen will, während die andere Partei zuhört und konsequent schweigt.
- Nach den vier Minuten redet die andere Partei.
- Anschließend haben nacheinander beide Parteien das Recht zu antworten – ebenfalls je vier Minuten lang.
- Danach müssen beide Parteien vier Minuten lang schweigen. Ein »letztes Wort« ist nicht erlaubt.
- Dieses Ritual dauert genau 20 Minuten, und diese Zeitspanne sollte strikt eingehalten werden. Im eher unwahrscheinlichen Fall, dass einer der beiden Parteien die Argumente (und damit die »Munition«) ausgehen, wird dem Betreffenden trotzdem die volle Zeitspanne zugestanden.
- Nach Abschluss dieses Rituals fordern beide Parteien einander auf, sich so spontan wie möglich zu verhalten – wenn sie wollen, können sie auch zu ihrer alten Form des Streitens zurückkehren.

Nur wenige Menschen würden wohl bereitwillig zugeben, dass Gewalttätigkeit und Streitigkeiten, bei denen es zu Tätlichkeiten kommt, in ihrem Familienleben eine zentrale Rolle spielen. Doch dies ist recht häufig der Fall. Wie kann es sein, dass die Mitglieder einer Familie es »brauchen«, auf diese Art zueinander in Beziehung zu treten? So paradox es klingen mag, ist eine körperliche Konfrontation doch häufig die einzige Art, wie Menschen spüren können, dass sie geliebt werden.

Mary war Mitte 30 und hatte sich immer wieder gewalttätige Partner gesucht, die sie körperlich misshandelt hatten. Alle ihre Freunde verzweifelten an ihrem offensichtlichen Hang zu Männern, die sie schlugen. Im Gespräch brachte sie ihr merkwürdiges Verhalten mit ihrer Kindheit in Zusammenhang, in der sie das Gefühl gehabt hatte, ihr werde nur dann Liebe zuteil, wenn sie etwas falsch gemacht habe. In solchen Situationen bekam sie von ihren Eltern zunächst eine Tracht Prügel; später bereuten sie es, ihre Tochter bestraft zu haben, umarmten und trösteten sie und beteuerten, wie sehr sie Mary in Wahrheit liebten. So »lernte« Mary, dass zunächst etwas Übles passieren müsse, bevor sie ein Recht auf Liebe hätte.

In ihren Männerbeziehungen erlebte sie etwas ganz Ähnliches, und es machte ihr besondere Freude, nach Streitigkeiten und Tätlichkeiten wieder Frieden zu schließen. Wie viele Menschen hatte auch Mary in ihrer Kindheit und Jugend Nähe nur in Form von Gewalt und anschließender Reue kennengelernt. So war die körperliche Konfrontation für sie zu einer Voraussetzung für Liebe geworden.

Diesen Teufelskreis zu durchbrechen und zu begreifen, dass Gewalt nicht mit Liebe gleichzusetzen ist, fällt den Betroffenen oft unvorstellbar schwer. Manchmal kann eine Familientherapie solchen Menschen helfen, sich darin zu üben, engen körperlichen Kontakt zu ihrem Kind oder ihrem Partner zu halten, wenn sie »gut« sind. Dies kann im Rahmen angenehmer Aktivitäten wie Spielen geschehen, bei denen zum positiven Austausch ermutigt wird.

Die meisten Kinder werden in solchen Fällen zu hervorragenden »Co-Therapeuten«, weil sie es vorziehen, mit ihren Eltern friedlich zusammenzuleben. Generell neigen sie dazu, ihre Eltern zu »belohnen«, wenn diese nett zu ihnen sind. Dies lässt sich allerdings nicht über Nacht erreichen, weil auch Kinder ihre Eltern gern auf die Probe stellen und weil die Eltern in solchen Situationen manchmal zu schnell aufgeben. Sobald zwischen einem Elternteil und einem Kind eine dauerhaftere Veränderung erzielt worden ist, erinnern sich die Eltern an ihre eigene Enttäuschung darüber, wie sie selbst als Kinder behandelt wurden, und ihnen wird klar, dass solche früheren Enttäuschungen hinderlich sein können, wenn sie mit ihren eigenen Kindern in der Gegenwart Freude erleben wollen.

Toxische Allianzen

Bisher haben wir uns damit befasst, wie Streitigkeiten beginnen und beendet werden können und welche Rolle sie im Leben einer Familie spielen. Nun ist es an der Zeit, ihre wichtigsten Ursachen ein wenig eingehender zu untersuchen.

Dass jede Streitpartei nach Verbündeten Ausschau hält, ist völlig normal. Zeitweilige Allianzen zwischen Familienmitgliedern gehören zum Familienleben. Eine Schwester unterstützt in einem bestimmten Fall den Wunsch ihres Bruders, bei seinem besten Freund zu übernachten. In einer anderen Situation verbündet sie sich mit ihrer Mutter gegen die faulen Männer in der Familie (den Vater und den Bruder), die sich nie an der Hausarbeit beteiligen. Die Eltern wiederum bilden eine Koalition, wenn es um die Einhaltung des Rauchverbots im Haushalt geht, in anderen Fällen hingegen nicht. Solche wechselnden Allianzen sind kennzeichnend für eine gesunde, flexible Familie.

Verbünden sich jedoch zwei Familienmitglieder dauerhaft gegen ein drittes, sprechen wir von einer toxischen Allianz. Solche Verbindungen können in einer Familie viel Schaden anrichten, wenn das dritte Familienmitglied das Gefühl bekommt, isoliert und ausgegrenzt zu sein. Andere fühlen sich in solchen Situationen versucht, sich der Minderheit anzuschließen, um das familiäre Gleichgewicht wiederherzustellen und so die Familie zu stabilisieren. Auf diese Weise entstehen Familienfehden.

Es sind nicht immer niedrige Motive, aus denen Familienmitglieder »Zwei gegen einen«-Allianzen bilden. Beispielsweise kann ein Sohn seine depressive und vernachlässigte Mutter unterstützen und eine Mutter ihre Tochter vor ihrem überstrengen Vater schützen wollen. Obwohl ein derartiges Bündnis das Wohlbefinden bestimmter Familienmitglieder kurzfristig fördern und ihnen Sicherheit vermitteln mag, ist eine dauerhafte Koalition mit einer Person auch mit Gefahren verbunden. Dies gilt insbesondere für starke Bündnisse zwischen einem Erwachsenen und einem Kind; ist der Verbündete des Kindes dann nämlich einmal nicht anwesend, steht das Kind seinem Kontrahenten gegenüber. Außerdem ist es ohne die Unterstützung des verbündeten Erwachsenen auch deshalb wesentlich verletzlicher, weil es sich nicht darauf eingestellt hat, mit Problemen allein fertig werden zu müssen.

Allianzen zwischen Jung und Alt

Zwar leben heutzutage weniger Familien mit den Großeltern zusammen oder in deren Nähe, doch ist diese Generation immer noch an vielen familiären Allianzen beteiligt, in denen die Kinder gegen ein anderes Familienmitglied ausgespielt werden. Beispielsweise kann eine Großmutter ihr Enkelkind verhätscheln, um ihrer Tochter zu demonstrieren, wie unzulänglich sie ihre Aufgabe als Mutter erfüllt. Wenn dann die Mutter der Großmutter vorwirft, sie schüre Zwietracht, ergreift das Enkelkind für diese Partei. Das macht die Mutter noch wütender, und sie bestraft daraufhin beide, indem sie die Besuche des Enkelkindes bei der Großmutter unterbindet.

Manchmal verhalten sich Kinder, die an solchen Allianzen beteiligt sind, wie Bauchrednerpuppen, aus denen die »Stimme ihres Meisters« spricht. Kinder entscheiden sich nur selten selbst dafür, solche Rollen zu übernehmen, und werden oft in sie hineingedrängt. Solche Szenen sind Hinweise auf tief sitzende Probleme, wobei das betroffene Kind sich häufig sehr merkwürdig verhält.

Der zehnjährige Johnny ergriff stets Partei für seinen Vater und gegen seine Mutter. Mrs. Green hatte sich daran gewöhnt; der Junge tat ihr leid, weil sie glaubte, er werde nicht damit fertig, dass sie und ihr Mann erhebliche Eheprobleme hatten. Doch als der Sohn anfing, im gleichen Ton wie sein Vater zu sprechen, ähnliche Pausen wie dieser zu machen und die gleichen Gesten zu benutzen, war sie beunruhigt.

Johnny verhielt sich insbesondere so, wenn sein Vater auf einer Geschäftsreise war. Er sprach sie dann mit ihrem Vornamen an, so wie ihr Mann es sonst tat. So bekam Mrs. Green das Gefühl, Johnnys Vater sei auch dann anwesend, wenn er auf Reisen war, und er habe seinen Sohn dazu angehalten, als sein Stellvertreter aufzutreten. Nach der Rückkehr des Vaters berichtete Johnny diesem gewöhnlich mit ernster Miene und entsprechender Stimme detailliert über das Verhalten der Mutter in der Zwischenzeit, wobei er seine »Notizen« zu Rate zog.

Toxische Allianzen entsprechen nicht immer dem Schema »Zwei gegen einen«, sondern ebenso gut kann dabei »einer zwischen zweien« stehen. Im letzteren Fall gerät eine Person, oft ein Kind, zwischen die Fronten zweier Streithähne.

John: Du warst doch dabei, Bob, und weißt, was passiert ist. Wer mit dem Streit angefangen hat. Das war doch Mary, nicht wahr?

Mary: Ach, komm schon, Bob hat selbst Augen und Ohren. Er weiß, wie du mich auf die Palme bringst. Stimmt's, Bob?

John: Jetzt versuchst du schon wieder, Bob zu beeinflussen. Er hat selbst einen Verstand. Hab ich Recht, Bob? Du weißt, dass Mary angefangen hat!

Mary: Da haben wir es doch schon wieder! Immer versuchst du, ihm eine Gehirnwäsche zu verpassen. Hören wir uns doch einmal an, was Bob denkt.

Schiedsrichter sollten sich neutral verhalten. Aber das ist bestenfalls schwierig und schlimmstenfalls völlig unmöglich, wenn der Schiedsrichter mit beiden Parteien verwandt ist. Unterstützt Bob, der angehende Schiedsrichter, nicht offen Johns Position, wirft dieser ihm vor, er unterstütze Mary. Umgekehrt verhält es sich genauso. Bob kann es in keinem Fall richtig machen. Was er auch tut, er wird mindestens von einer Partei abgestraft. Zwischen zwei streitenden Parteien zu stehen ist immer schwierig.

Bob könnte sich weigern, sich in den Streit hineinziehen zu lassen, indem er einfach sagt: »Das geht nur euch beide etwas an, haltet mich da heraus«, und dann geht. Doch einige Bobs – und viele Bills, Christines und Peters – sind dazu nicht in der Lage, weil die streitenden Erwachsenen ihre Eltern sind und sie von diesen abhängig. Und wenn Bob erwachsen wäre, könnte er befürchten, dass John und Mary im Falle seines Rückzugs handgreiflich werden.

Einige Menschen sind ihr Leben lang Schiedsrichter, ohne jemals die Trillerpfeife blasen zu dürfen. Leider werden Kinder häufig in die Streitigkeiten ihrer Eltern verwickelt und zu deren »Stellvertretern« erklärt: Gelingt es einem Mann nicht, seine Frau direkt anzugreifen, kann er immer noch seinen Sohn als Waffe einsetzen. So wird das Kind in der Beziehung der Eltern zum Puffer.

Sündenböcke

Jeder, der Billard kennt, weiß, dass man, um einen Ball einzulochen, einen anderen anspielen muss. In manchen Familien kann es sehr leicht passieren, dass ein Mitglied ein anderes »anspielt« und dadurch ein regelrechtes Erdbeben auslöst. Wir alle haben schon einmal die Geschichte gehört, in der ein kleiner Junge seine ältere Schwester auf die Palme bringt, mit der er sich allein in einem Raum befindet. Schließlich ist sie so wütend, dass sie ihn schlägt – unglücklicherweise genau in dem Moment, in dem ihre

Mutter die Tür öffnet. Was diese in der Situation denkt und tut, ist absolut voraussehbar. Hat die Tochter Glück, öffnet die Mutter die Tür beim nächsten ähnlichen Vorfall schneller, und der Bruder wird als der Schuldige identifiziert.

Wenn jemand gelegentlich beschuldigt wird, ist das etwas völlig anderes, als wenn ein Mensch auf die Rolle des Sündenbocks festgelegt wird. Die meisten Familien brauchen keine Sündenböcke, weil sie akzeptieren, dass jeder Mensch hin und wieder einen Fehler macht. Deshalb ist es aus ihrer Sicht nicht nötig, einer bestimmten Person die Schuld an praktisch allem, was schiefgeht, zuzuschreiben. In alten Zeiten opferte man den Göttern einen »Sündenbock«, um die Sünden einer ganzen Gruppe zu sühnen. Heutzutage geschieht dies auf subtilere Weise …

Warum einige Familien einen Sündenbock »brauchen«

Es ist völlig verständlich, wenn Menschen sich gelegentlich als Opfer eines schrecklichen Ehemanns, einer ständig nörgelnden Ehefrau oder einer Familienfehde betrachten. Wenn in einer Beziehung oder einer Familie massive Probleme bestehen, ist es leichter, eine bestimmte Person dafür verantwortlich machen zu können. Gehört diese Person nicht unmittelbar zur Familie, können alle Familienmitglieder gemeinsam gegen den äußeren Feind kämpfen.

Dieser Feind kann beispielsweise ein Arzt sein, der für das Fehlschlagen der Behandlung eines depressiven Familienmitglieds verantwortlich gemacht wird. Ebenso kann eine Schule zum Sündenbock werden, indem ihr unterstellt wird, dass einem Kind dort das Fluchen »beigebracht« worden sei. Auch Großeltern wird manchmal vorgeworfen, es sei ihre Schuld, dass es der ganzen Familie schlecht gehe.

Es gibt viele verschiedene Arten von Sündenböcken. Eine besonders extreme ist die des »Bösewichts«. Er (meist handelt es sich um ein männliches Familienmitglied) vermag wie kein anderer die gesamte Familie gegen sich aufzubringen – wodurch er indirekt das Zusammengehörigkeitsgefühl der Familie erhält oder sogar fördert. Eine andere Extremform ist der oder die »Verrückte«, und diesem Fall erklären alle beflissen: »Sie kann nichts dafür, sie kann einfach nicht anders.« Menschen empfinden Verrückten gegenüber gewöhnlich Mitleid. Doch ob Verrückte oder Bösewicht – beide Arten von Sündenböcken stärken den Zusammenhalt der restlichen Familie. Außerdem kann der Sündenbock der Familie den Druck verringern, der auf einem anderen Familienmitglied lastet, das Probleme hat.

Wenn eine Familie partout einen Sündenbock braucht, sucht sie sich mit Sicherheit einen neuen, falls der alte die Familie verlässt. In manchen Familien wird die Rolle des Bösewichts wie bei einem Staffellauf ständig von einem Familienmitglied zum nächsten weitergereicht, weil man ohne einen Bösewicht einfach nicht auskommt.

Onkel John galt in seiner großen Familie immer als Exzentriker. Einerseits war er sehr beliebt, aber andererseits wurde er oft verspottet. Er kleidete sich merkwürdig, sprach mit einem eigenartigen Akzept und gestikulierte oft auf eine geradezu absurde Weise. Doch waren sich alle darin einig, dass er ein sehr netter Mensch sei. Er war völlig ungebunden und schien nirgendwo und überall zu leben.

John hatte es heraus, immer dann aufzutauchen, wenn die Familie eines Bruders oder einer Schwester von ihm in Schwierigkeiten war. In solchen Situationen heiterte er die Familie zunächst auf, doch dann verärgerte er die ältere Generation, die ihm vorwarf, er sei ein schlechtes Vorbild für ihre Kinder. Die Kinder verteidigten ihn daraufhin und verbündeten sich mit ihm, was ihre Eltern noch mehr verärgerte. Schließlich wurde Onkel John aufgefordert zu gehen, doch vergab man ihm mit der Begründung: »Er ist nun einmal ein verrückter Kauz.« Danach fühlte die Familie sich eine Zeitlang wieder intakt, bis es zur nächsten Auseinandersetzung kam.

Wenn jemand sich zu lange wie der Narr der Familie benimmt, besteht die Gefahr, dass diese Rolle zu einem dauerhaften Verhalten wird. Doch hinter der Clownsmaske befindet sich oft ein sehr trauriges Gesicht. Für das Familienmitglied, das den Narren spielt, ist dies die einzige Möglichkeit, zu seiner Familie in Beziehung zu treten. Daher ist es wichtig, es aus seiner letzten Endes schädlichen Rolle zu befreien. Konzentriert sich die Familie auf seine ernsthafte Seite, übermittelt sie ihm dadurch die Botschaft, dass sie an dem Menschen hinter der fröhlichen Maske interessiert ist.

Ich liebe dich zu Tode

Familien, in denen es einen Sündenbock gibt, wirken auf Außenstehende manchmal unglaublich grausam. Im Gegensatz dazu erscheinen sehr liebevolle Familien von außen wie ein Paradies. Doch ist es eine Sache, liebevoll und fürsorglich zu sein, und eine völlig andere, es mit der Zuwendung zu übertreiben. Wenn übertriebene Fürsorglichkeit zur Gewohnheit wird, haben die »Beglückten« zuweilen das Gefühl, an all der Liebe zu ersticken. Das erleben z. B. magersüchtige Mädchen (sehr viel seltener sind es Jungen), wenn ihre wohlmeinenden Eltern sie zum Essen drängen. Der daraus resultierende Kampf gibt dem Mädchen die Möglichkeit, eigene Grenzen zu setzen, während sie sich gegen die Zudringlichkeit der Eltern wehrt. So gesehen ist es ein positives Zeichen, wenn die Tochter Nein sagt.

Wenn die Grenzen zwischen Menschen nicht klar definiert sind, ist es für die Betreffenden schwierig, sich als unabhängige Individuen zu sehen – was ihre Entwicklung verlangsamt. Diese Art von übertriebener Nähe wird »Verstrickung« genannt. So genannte »verstrickte Familien« werden manchmal von anderen Familien, in denen nur wenig Kontakt zwischen den einzelnen Familienmitgliedern besteht, beneidet. Doch andererseits beneiden viele Kinder aus verstrickten Familien ihre Altersgenossen, die in »weniger engagierten« Familien leben. Das Gras auf der anderen Seite ist eben immer saftiger und grüner …

Übung 8: Nützliche Grenzen im häuslichen Zusammenleben

Wenn Menschen sich in ihrer Familie gefangen fühlen, werden sie in ihrem persönlichen Wachstum behindert. Es folgen einige Anregungen, die ihnen helfen können, sich zu befreien, indem sie in ihrem Zusammenleben Grenzen setzen:

- Respektieren Sie die Privatsphäre der übrigen Familienmitglieder (indem Sie nicht zuhören, wenn andere sich am Telefon unterhalten, und indem Sie nicht die Briefe oder Tagebücher anderer Familienmitglieder lesen).
- Hüten Sie sich davor, Gedanken zu lesen.
- Fallen Sie anderen nicht ins Wort, um Sätze für sie zu beenden.
- Gehen Sie grundsätzlich davon aus, dass andere Menschen selbst ein Gehirn und eine Stimme haben, und ermutigen Sie sie dazu, diese auch zu benutzen.
- Fördern Sie innerhalb Ihrer Familie konstruktive Meinungsverschiedenheiten.
- Üben Sie sich darin zu sagen: »Das ist *meine* Sache« oder: »Das geht dich überhaupt nichts an.« Sagen Sie das, wenn es angebracht ist.
- Sorgen Sie dafür, dass die Türen zum Badezimmer und zur Toilette abschließbar sind. Sie brauchen ja nicht abzuschließen, wenn Sie nicht wollen.
- Sorgen Sie für die anderen Mitglieder Ihrer Familie niemals so, als ob diese Ihre »Patienten« wären.

Nur in wenigen Familien sind alle Merkmale einer starken Verstrickung zu finden; meist liegt ein Gemisch unterschiedlicher Merkmale vor, von denen einige auf ein starkes Maß an Nähe und andere auf eine beträchtliche Distanz hindeuten. Familiendiagramme (siehe Kapitel »Was ist Familie?«) verdeutlichen solche Unterschiede. Jeder Mensch braucht seinen Raum – zumindest zeitweise. Trotzdem fällt es einigen Menschen sehr schwer, diesen Raum zum Atmen einzufordern. Eher fühlen sie sich schuldig, weil sie die nie endenden Anforderungen ihrer Verwandten nicht zu erfüllen vermögen. In extremen Fällen hindern Schuldgefühle einen Menschen daran, es jemals zu wagen, den Schoß (oder das Gefängnis) der Familie zu verlassen.

Eine häufig zu findende Rolle ist die der »pflichtbewussten Tochter«, der die Aufgabe übertragen wurde, sich lebenslang um ihre Eltern oder um andere hilfsbedürftige Familienmitglieder zu kümmern. Manchmal fordern die Brüder sie einerseits auf, selbstständiger und unabhängiger zu leben, und andererseits bürden sie ihr die Last auf, sich um die Eltern zu kümmern. Dadurch wird die pflichtbewusste Tochter mit einem Dilemma konfrontiert: Versucht sie, ein eigenständiges Leben aufzubauen, läuft sie Gefahr, als egoistisch hingestellt zu werden. Bleibt sie hingegen die pflichtbewusste Tochter, opfert sie möglicherweise ihr eigenes Glück und fühlt sich nach dem Tod der Eltern verloren und einsam. In solchen Fällen sollten sich alle Geschwister zusammensetzen und offen über das Problem reden. Man könnte meinen, der gesunde Menschenverstand lege dies nahe, doch erstaunlicherweise geschieht es nur äußerst selten. Da die aktuelle Regelung allen außer der pflichtbewussten Tochter äußerst gelegen kommt, sieht natürlich niemand eine Veranlassung, dieses Arrangement in Frage zu stellen.

Herabsetzung

Die meisten Menschen haben viel Erfahrung darin, sowohl von anderen herabgewürdigt zu werden, als auch selbst andere herabzusetzen. Wird dieses Verhalten zur Gewohnheit, kann es sehr destruktiv wirken. Warum Menschen andere herabsetzen, liegt auf der Hand: Sie möchten selbst als überlegen erscheinen. Wenn A unterlegen ist, hat B relativ betrachtet eine höhere Position.

Während die meisten Menschen es vorziehen, »oben« zu sein, gibt es einige, denen es als vorteilhaft erscheint, »unten« zu stehen. Tatsächlich verfügen diejenigen, die sich »unten« befinden, oft über mehr Macht als diejenigen »oben«. Erlernte Hilflosigkeit beispielsweise ist eine sehr wirksame Möglichkeit, andere Menschen dazu zu bringen, etwas für uns zu tun.

»Ich weiß nicht, wie man eine Glühbirne wechselt« lautet der Appell einer Dame an einen Ritter in glänzender Rüstung, der seinerseits mit entwaffnendem Stolz verkündet: »Ich kann nicht kochen.« Beziehungen, die auf solchen bequemen und beidseitig akzeptierten Stereotypen basieren, entsprechen immer noch weit verbreiteten Klischeevorstellungen über männliche und weibliche Rollen. Würde die Dame tatsächlich an einem Kurs teilnehmen, in dem sie lernen würde, Glühbirnen auszutauschen, wo bliebe dann unser Ritter? Er würde in ihrem Leben keine Rolle mehr spielen und vielleicht sogar das Anrecht auf den Genuss ihrer Kochkünste verlieren!

Um jedoch auf das Herabsetzen und die ernsteren Konsequenzen, die es haben kann, zurückzukommen, sei hier gesagt, dass es, wenn es regelmäßig geschieht, emotionalem Missbrauch entspricht.

Vater: Du bist so dick … Schau dir deine Schwester an, sie ist wesentlich schlauer als du.

Mutter: Du bist so unbeholfen … Du wirst mit deinen Händen nie etwas Brauchbares zuwege bringen.

Wenn ein Mensch solche Bemerkungen immer wieder hört, wirkt sich das mit Sicherheit negativ auf sein Selbstwertgefühl aus. Einige Menschen werden jedoch geradezu süchtig nach solchen Herabsetzungen. Der Vorteil liegt auf der Hand: Wenn man sich selbst herabsetzt, kommt man den Herabsetzungen anderer damit zuvor. Immerhin können *Sie* es monieren, bevor *die anderen* dies tun. Noch wichtiger ist jedoch: Wenn Sie sich selbst klein machen, bringen Sie dadurch andere dazu, Sie in Schutz zu nehmen und Ihr Selbstwertgefühl zu stärken. Charakteristisch dafür ist der folgende, potenziell endlose Dialog.

A: Ich bin eine totale Niete.
B: Nein, das bist du nicht.
A: Aber ich kann nicht …
B: Ich glaube, du hast vergessen, was du gestern so gut gemacht hast …
A: Danke, dass du mich daran erinnert hast … Du bist so nett zu mir … Ich weiß wirklich nicht, womit ich das verdiene.
B: Natürlich weißt du das. Du bist ein sehr netter und tüchtiger Mensch.
A (seufzt): Wenn das nur wahr wäre.
B: Aber das ist es!

In solchen Beziehungen ist immer einer der beiden Beteiligten unten, wenn der andere oben ist. Wenn *sie* optimistisch ist, ist *er* verhaltener. Wenn *sie* deprimiert ist, versucht *er* sie aufzuheitern. Wenn *er* sich betrinkt, bleibt *sie* nüchtern. Aber morgen schon kann es genau umgekehrt sein. Dass Partner komplementäre Bedürfnisse haben, ist in Ordnung, sofern sie nicht für immer in extremen Rollen gefangen bleiben.

Du treibst mich in den Wahnsinn

Es besteht kaum Zweifel daran, dass Menschen in der Lage sind, einander völlig verrückt zu machen – meist ohne es zu wollen. Im Folgenden werden wir uns mit dem »familiären Faktor« befassen, der dazu beitragen kann, dass ein Mensch den Kontakt zur Realität verliert.

Beziehungsfallen: Doppelbotschaften

Manche Familien stellen einander Beziehungsfallen, ohne sich darüber im Klaren zu sein. Wenn ein Opfer in eine Falle dieser Art getappt ist, kann es ihr kaum noch entfliehen. Eine Doppelbotschaft ist eine solche Falle, und es sind vier Zutaten erforderlich, damit ein Mensch sich darin verfängt:

1. Eine Botschaft auf verbaler Ebene (»Tu das nicht!«).
2. Eine zweite Botschaft auf tonaler oder körpersprachlicher Ebene, welche der ersten Botschaft widerspricht (»Hör auf nichts, was ich sage«).
3. Eine Regel, die es verbietet, den Widerspruch zur Sprache zu bringen: Wenn jemand darauf hinweist, dass es sich um zwei widersprüchliche Botschaften handelt, wird seine Wahrnehmungsfähigkeit oder das Zutreffen seiner Wahrnehmungen in Frage gestellt (»Ich weiß wirklich nicht, wovon du redest«).
4. Ein »gefangener Zuhörer«, der sich von der Familie nicht entfernen kann: beispielsweise ein Kind oder ein schwer kranker Erwachsener.

Es folgt ein Beispiel dafür, wie eine Doppelbotschaft in der Praxis aussehen kann.

Ein Vater ist es müde, auf sein Kind aufzupassen. Statt zu sagen: »Geh jetzt endlich und lass mich in Frieden. Ich bin es leid, dich ständig um die Ohren zu haben«, sagt er zu seiner Tochter: »Ich möchte, dass du etwas Schönes machst. Geh doch eine Freundin besuchen. Du langweilst dich hier allein mit mir. Besuch deine Freundin und spiel mit ihr.«

Ist das Kind dann erfreut über die vermeintliche Fürsorglichkeit des Vaters, will es ihn vielleicht umarmen, um sich bei ihm zu bedanken. Doch da der Vater von seiner Tochter ohnehin schon genervt ist, entzieht er sich dieser Umarmung wahrscheinlich.

Das registriert die Tochter, und sie fragt: »Warum lässt du dich nicht umarmen? Liebst du mich nicht?« Und sie regt sich über das Verhalten des Vaters auf.

Daraufhin wird der Vater wütend, und er fährt das Kind an: »Kannst du mich denn nicht ein einziges Mal in Ruhe lassen!«

Nun fragt die Tochter: »Warum bist du jetzt wütend? Was habe ich getan?«, und er wird noch wütender auf sie und sagt: »Ich bin nicht wütend!!!«

Sie wird also bestraft, weil sie versucht hat, die einander widersprechenden Botschaften ihres Vaters zu entwirren.

Solche Doppelbotschaften können von einer einzigen Person ausgehen, doch gewöhnlich sind zwei Parteien daran beteiligt, und wenn das »Opfer« den Anweisungen der einen Partei zu folgen versucht, kann es denen der anderen nicht folgen. Da ein Kind es sich aufgrund seiner Abhängigkeit von seiner Familie gewöhnlich nicht leisten kann, sich mit einem Elternteil zu entzweien, sieht es manchmal nur die Möglichkeit, sich merkwürdig oder sogar »verrückt« zu verhalten. Die Folge ist, dass es nicht mehr ernst genommen und dadurch aus der Zwickmühle befreit wird, es entweder der einen oder der anderen Seite nicht recht machen zu können.

Viele Interaktionen zwischen Eltern und Kind enthalten Elemente von Doppelbotschaften. Doch warum sind wir dann nicht alle verrückt? Entscheidend ist offenbar, wie kontinuierlich so etwas geschieht. Je häufiger Eltern ihre wahren Gefühle auf die beschriebene Weise verzerren, umso größer wird die Verwirrung des Kindes. Setzt sich dies über Jahre fort, weiß der junge Mensch schließlich nicht mehr, was wahr ist und was nicht. Um Vertrauen entwickeln zu können, müssen Kinder – und natürlich auch Erwachsene – in der Lage sein, die Botschaft, die tatsächlich gemeint ist, zu entschlüsseln.

Was kann das »Opfer« also tun? Eine Möglichkeit besteht darin, den elterlichen Haushalt zu verlassen und alle Kommunikationsverbindungen zu den Eltern abzubrechen. Viele junge Menschen, die plötzlich verschwinden, oft ohne sich zu verabschieden, sehen darin ihre einzige Chance, sich den Klauen der Familie zu entziehen. Es sollte uns nicht überraschen, dass solche dramatischen Fluchten häufig scheitern, weil der junge Mensch – durch den langjährigen Einfluss von Doppelbotschaften verwirrt – das Gefühl hat, allein nicht mit dem Leben fertig zu werden. Er kehrt dann doppelt geschlagen nach Hause zurück, und seine Hoffnung, von dort jemals wegzukommen, ist noch geringer.

Eine andere Möglichkeit besteht darin, selektive Taubheit zu entwickeln – also zu lernen, bei der Konfrontation mit einer Doppelbotschaft das Gehör auszuschalten. Doch ist damit das

Risiko verbunden, dass man auch andere Mitteilungen ignoriert. Häufig überwinden »Opfer« eine solche Beziehungsfalle auch, indem sie sich eine vertrauenswürdige Bindungsfigur suchen. Das kann ein Großelternteil, eine Tante oder ein Onkel oder auch ein Freund der Familie sein. In einer derartigen Beziehung erleben sie, dass es Menschen gibt, die sagen, was sie meinen, und dass es möglich ist, Klartext zu reden. Dadurch werden pathologische Kommunikationsweisen innerhalb der Familie relativiert, weil klar wird, dass es sich dabei um nur *eine* von vielen Möglichkeiten handelt, eine Beziehung zu gestalten.

Gefährlicher Rat

In diesem Kapitel wurden tief verwurzelte Beziehungsmuster und Möglichkeiten, diese zu verändern, beschrieben. Menschen wollen Gewohnheiten in der Regel nur verändern, wenn sie selbst diese als unangenehm oder destruktiv ansehen. Wir sollten uns hüten, die Beziehungen anderer Menschen an unseren eigenen Maßstäben zu messen oder anderen eine Medizin zu verschreiben, die uns selbst geholfen hat.

Schauen wir uns beispielsweise die bekannte Frage an, ob es zwei Partnern besser gehen würde, wenn sie zusammen blieben oder wenn sie sich trennen würden. Welchen Rat kann ein Außenstehender in dieser Situation geben? Einige Paare erhalten eine Beziehung aufrecht, die auf andere Menschen ziemlich destruktiv wirkt, wobei die beiden Beteiligten den Eindruck erwecken, sie seien süchtig nach ihrem emotionalen Schmerz. Andere heiraten in der Absicht, für alle Zeiten glücklich zusammenzuleben, und sind dann völlig schockiert, wenn sie sich schon wenige Wochen später wieder trennen. In Anbetracht dieser unterschiedlichen Entwicklungsmöglichkeiten erscheint es mir generell unmöglich, Paaren einen Rat zu geben, ob sie zusammenbleiben oder sich trennen sollen.

Hier einige Tipps für den Umgang mit solchen Situationen:

- Hüten Sie sich, anderen Menschen ausdrücklich zu raten, in einer Beziehung zu bleiben oder sie zu beenden.
- Regen Sie die Betreffenden stattdessen dazu an, die Vor- und Nachteile einer Veränderung gegeneinander abzuwägen.
- Stellen Sie Fragen, die es den Ratsuchenden ermöglichen, ihr persönliches Dilemma selbst zu lösen – statt ihnen die Antworten »vorzukauen«.
- Wenn Sie selbst Rat suchen, dann fragen Sie andere Menschen, aber beherzigen Sie solche Ratschläge nicht einfach deshalb, weil jemand sie Ihnen gegeben hat.
- Wägen Sie die verschiedenen Möglichkeiten gegeneinander ab und übernehmen Sie die Verantwortung für die Entscheidung, die Sie treffen.

Dasselbe gilt übrigens auch für dieses Buch. Welchen der hier aufgeführten Ratschläge Sie beherzigen werden, hängt von Ihrer persönlichen Situation und von Ihrer Veränderungsbereitschaft ab. Die Übungen helfen Ihnen, sich schmerzhafter Arten, zu anderen Menschen in Beziehung zu treten, bewusst zu werden. Experimentieren Sie, aber schütten Sie das Kind nicht mit dem Bade aus: Das Überprüfen und Aufgeben lieb gewonnener Gewohnheiten, so merkwürdig sie auch scheinen mögen, wirkt auf einige Familienmitglieder sehr beunruhigend. Manchmal ist in solchen Fällen die Hilfe eines Therapeuten unverzichtbar.

Familiäre Skripte verändern

A: Immer muss ich den Abwasch machen.
B: Du lässt mir ja nie die Möglichkeit, es dann zu tun, wenn es mir passt.
A: Du lässt es ja doch liegen … Da mache ich es besser gleich selbst.
B: Aber wie soll ich denn jemals abwaschen können, wenn du mir immer zuvorkommst, ohne dass ich die Chance gehabt hätte, es zu tun?
A: Du hast in den letzten fünfzehn Jahren ziemlich viele Chancen gehabt.
B: Du lässt mich nur deshalb den Abwasch nicht erledigen, weil du dich über mich beschweren möchtest.
A: Dann mach's doch, und zwar jetzt.
B: Du willst immer Recht behalten. Merkst du das eigentlich nicht?
A: Du zwingst mich doch dazu, diese Rolle zu übernehmen.

Familien perfektionieren ihre Skripte oft über Generationen. Sie vermitteln ihren Kindern ihre unreflektierten »Rezepte« für alles und jedes, angefangen von Erziehungspraktiken bis hin zum Umgang mit Beziehungen. Jede Generation geht mit dem Leben ähnlich um wie die vorherige und wiederholt dadurch das familiäre Skript. Oder die nächste Generation versucht, um die Fehler der Eltern zu vermeiden, ein Skript, das an sie weitergereicht wurde, zu korrigieren, indem sie genau das Gegenteil tut. Wenn sich beispielsweise jemand als Kind unterdrückt fühlte, gesteht er seinen eigenen Kindern mehr Unabhängigkeit zu.

Den meisten Menschen ist nicht so recht klar, dass viele ihrer Handlungen von einem feststehenden Skript gesteuert werden. Einige familiäre Skripte sind, ebenso wie bestimmte Theaterstücke, so erfolgreich, dass sie ständig wiederholt werden. *Die*

Mausefalle von Agatha Christie wird seit mittlerweile über 50 Jahren in einem Londoner Theater gespielt. Es handelt sich dabei um eine klassische Kriminalkomödie, deren Text immer gleich geblieben ist, obwohl das Stück von zahllosen Schauspielern gespielt wurde, die in der Zwischenzeit Kinder bekommen haben, sich haben scheiden lassen und gestorben sind. Doch verglichen mit den Dramen des realen Lebens steckt *Die Mausefalle* noch in den Kinderschuhen. *Die Ehefalle* beispielsweise ist mit Sicherheit eine der weltweit am längsten laufenden »Inszenierungen« – und in dieser Show gibt es nicht nur einen einzigen Täter und eine simple Auflösung des Rätsels, wer die Tat begangen hat. Viele von uns verstricken sich in ihren eigenen Theaterstücken und sehnen sich danach, das Skript, dem sie folgen, zu verändern.

Feedback ist wichtig

Es ist unmöglich, auf das, was andere Menschen sagen oder tun, *nicht* zu reagieren. Selbst wenn wir uns vornehmen, zu ignorieren, was ein anderer sagt, ist diese Entscheidung eine Reaktion auf das Gesagte. Anderen Menschen geht es genauso: Sie reagieren auf unsere Reaktionen auf ihre Reaktionen und so weiter … Wir bezeichnen diesen Prozess als »Feedback«. Es handelt sich dabei um den Motor der menschlichen Kommunikation.

Wenn beispielsweise der Vater zum dreijährigen Matthias sagt, es sei gut, dass er sein Spielzeug weggeräumt habe, und Matthias räumt am nächsten Tag wieder auf, dann reagiert er dadurch positiv auf die Bestätigung, die sein Vater ihm gegeben hat. Das Lächeln des Vaters nach dem Aufräumen wirkt auf Matthias, und er erhält dadurch mehr positives Feedback. Die beiden befinden sich in einem positiven Prozess, in dem die positiven Signale beider Seiten einander verstärken. Dabei ist es schwer zu sagen, was der Anfang war. Der Vater glaubt, sein Lob habe Matthias zu mehr »gutem« Verhalten angespornt: Tritt dieses Verhalten spontan auf, verstärkt der Vater es. Man könnte aber auch vertreten, dass Matthias seinen Vater zu positiven Äußerungen veranlasste, indem er »das Richtige« tat.

Die meisten von uns profitieren von dem, was wir »positives Feedback« nennen – von der Anerkennung und dem Lob, die wir für gute Leistungen erhalten. Hierzu folgender Dialog:

Sie: Ich liebe dich.
Er: Ich liebe dich.
Sie: Ich habe noch nie einen Menschen so geliebt wie dich.
Er: Ich hätte mir nie vorstellen können, dass ich einmal einen Menschen so lieben würde wie dich.
Sie: Ohne Liebe bin ich niemand.
Er: Ohne Liebe bin ich nichts.

Beide Partner geben einander positives Feedback, und deshalb fühlen sich wahrscheinlich beide gut. Positive Äußerungen rufen positive Reaktionen hervor, und das ist sicherlich eine gute Sache. Hört das irgendwann auf? Nicht, solange die Verliebtheit anhält.

Wenn ein Außenstehender den Dialog des Paars mit anhört, erkennt er in der gegenseitigen Bewunderung, die darin zum Ausdruck kommt, möglicherweise aber auch negative Auswirkungen: Die beiden Verliebten sind nur mit sich selbst beschäftigt, sie vergessen die Welt außerhalb ihrer Beziehung, und sie messen sich eine Bedeutung bei, die sie nicht haben. Außerdem kann unser Beobachter eifersüchtig werden, während er sich anhört, wie sehr diese beiden Menschen einander lieben, und dies kann sich negativ auch auf ihn auswirken.

Kurz gesagt: Alles hängt (wie so oft) von der eigenen Perspektive ab: Was einige für positiv halten, erscheint anderen negativ. Beispielsweise kann es sein, dass die Mutter einer jungen Frau deren Freund nicht mag, und wenn sie sieht, wie verliebt die beiden sind, sieht sie die Beziehung möglicherweise in einem noch negativeren Licht. Erzählt sie dann ihrer Tochter von ihren gemischten Gefühlen dem Freund gegenüber, versteht diese die Äußerung wahrscheinlich als negatives Feedback – obgleich die Mutter glaubt, ihre Reaktion könne für die Tochter wichtig und wertvoll (positives Feedback) sein.

Übung 9: Unterbrechen der Feedbackschleife

- Denken Sie an einen Streit, den Sie häufig mit Ihren Eltern, Ihrem Partner, Ihren Kindern oder mit anderen Menschen haben.
- Versuchen Sie herauszufinden, welchen Satz Sie in diesem Streit am häufigsten benutzen (beispielsweise »Ich muss immer den Abwasch erledigen«, »Du spielst nie mit den Kindern« oder »Du gehst verantwortungslos mit Geld um«).
- Stellen Sie sich nun vor, welches Feedback diese Äußerung hervorrufen wird, und sagen Sie Ihre Antwort oder Reaktion darauf voraus.
- Sagen Sie nun die Reaktion der anderen Person auf Ihre Reaktion voraus – beginnen Sie, das Skript aufzuschreiben.
- Haben Sie gemerkt, dass Sie dieses Skript schon in- und auswendig kennen?
- Verändern Sie nun eine Ihrer Standardbemerkungen vom Negativen zum Positiven und denken Sie darüber nach, wie sich das Skript dadurch verändern könnte.
- Schreiben Sie diese Äußerung auf und üben Sie sie ein, z. B.:
  A: Ich muss immer den Abwasch erledigen.
  B: Ich weiß, und es tut mir leid, dass das so ist. Es muss sich ändern, und zwar sofort!

Negatives Feedback ist weit verbreitet: Die meisten Streitigkeiten basieren darauf. Generell haben wir etwas gegen negatives Feedback, auch wenn es manchmal eine positive Wirkung hat. Wenn es uns zu unangenehm wird, sorgen wir dafür, dass wir es uns nicht mehr anzuhören brauchen. Doch die häufigste Art des Umgangs mit negativem Feedback besteht darin, Gleiches mit Gleichem zu vergelten: Wenn A B kritisiert, kritisiert B A. Eine negative Äußerung ruft die nächste hervor, der weitere verbale Beleidigungen folgen, und so weiter.

Manchmal kann man den Eindruck gewinnen, das Leben sei eine Endlosschleife negativen Feedbacks, die alle Beteiligten gern unterbrechen würden. Solche Muster kann man mit Hilfe von *unerwartetem* Feedback durchbrechen. Wenn jemand gewohnheitsmäßig zu allem und jedem Nein sagt, erwarten das irgendwann alle von ihm. In unserem Leben gibt es viele vertraute Schritte und Wendungen dieser Art, die wir im Laufe des nie endenden Tanzes familiärer Streitigkeiten einstudiert haben. Warum bewegen wir uns ständig in vertrauten Mustern? Warum probieren wir nicht hin und wieder einen neuen Schritt oder ein neues Lied aus? Warum sagen wir nicht zur Abwechslung einmal Ja?

Der Ton macht die Musik

Einmal etwas Neues zu sagen ist nur eine Möglichkeit, eine Feedbackschleife zu unterbrechen. Wir alle wissen, dass nicht nur zählt, *was* Menschen sagen, sondern auch, *wie* sie dies tun. Wir hören nicht nur den Inhalt des Gesagten, sondern auch den Ton, in dem es gesagt wird – die Art, *wie* die Botschaft übermittelt wird.

Auf der Bühne, ob in der Oper oder im Theater, nehmen wir das gesamte Spektrum der Möglichkeiten, Intonation und Sprachmelodie zu beeinflussen, wahr: Piano und Fortissimo, Pausen, sarkastische oder traurige Untertöne sowie besonders schnelles oder langsames Sprechen. Die Sprechweise beeinflusst das, was gesagt wird, entscheidend. Die gleichen Worte können, wenn sie sehr laut gesprochen werden, einen völlig anderen Sinn ausdrücken, als wenn sie geflüstert werden. Hierzu folgendes Beispiel:

> Vater (mit lauter Stimme): Jack, ich kann deine Mutter nicht ausstehen.
>
> Vater (flüstert): Jack, ich kann deine Mutter nicht ausstehen.

Im ersten Fall ist die Botschaft direkt an die Mutter gerichtet, die als Mithörerin einkalkuliert ist – Jack fungiert lediglich als Bezugspunkt für die Äußerung. Die zweite Mitteilung wird insgeheim übermittelt und dient der Begründung einer Allianz, durch die Jack in eine heikle Situation kommen könnte.

Übung 10: Den richtigen Ton wählen

- Entscheiden Sie, was Sie sagen wollen.
- Werden Sie sich darüber klar, welche Antwort Sie bekommen wollen:
  - eine positive
  - eine negative
  - eine ambivalente.
- Wählen Sie aus der folgenden Liste eine »Tonart« aus:
  - ruhig
  - wütend
  - sarkastisch
  - verletzt
  - traurig
  - glücklich.
- Welche dieser Ausdrucksmöglichkeiten ruft am wahrscheinlichsten die Art von Reaktion hervor, die Sie sich wünschen?
- Bis zu diesem Punkt haben Sie dieses Experiment allein durchgeführt, vielleicht vor einem Spiegel, und niemand hat Ihnen zugehört. Nun sollten Sie sich ein Herz fassen und es zusammen mit einem Freund, dem Sie vertrauen, abschließen.
- Seien Sie vorsichtig, wenn Sie die neue(n) Tonart(en) das erste Mal in ihrer Familie benutzen; Sie könnten heftige Reaktionen hervorrufen ...

Der Ton, in dem eine Aussage vorgetragen wird, kann dem Inhalt entsprechen oder auch nicht. Wenn eine frisch verwitwete Mutter ihren 22-jährigen Sohn auffordert: »Geh, unternimm etwas, und amüsier dich. Mach dir wegen mir keine Sorgen. Ich komme schon allein zurecht«, dann kann sie dies mit einem Ausdruck der Überzeugung sagen – was wahrscheinlich bewirkt, dass ihr Sohn ihr glaubt, tatsächlich ausgeht und auch Freude dabei hat. Aber die gleiche Aussage kann auch traurig und vorwurfsvoll klingen und unterschwellig vermitteln, dass die Mutter sich schrecklich fühlen würde, wenn der Sohn sie tatsächlich allein ließe. Wie sich dies auf den Sohn auswirken wird, ist vorhersehbar: Er wird die Botschaft mit gemischten Gefühlen aufnehmen, unzufrieden sein, wenn er zu Hause bleibt, und sich schuldig fühlen, wenn er ausgeht. Wie wir bereits gesehen haben, können solche Doppelbotschaften Menschen an den Rand des Wahnsinns treiben.

Der richtige Zeitpunkt und der richtige Ort

Nicht nur, was wir sagen und wie wir es sagen, ist wichtig. Auch der Zeitpunkt, zu dem wir etwas sagen, und der Kontext, in dem wir dies tun, spielen eine entscheidende Rolle.

Wann man es sagen sollte

Warten Sie beispielsweise, bis Ihr Partner die Beine hochgelegt hat, bevor Sie ihm sagen, dass Sie wieder einmal eine Schramme in sein teures Auto gefahren haben? Oder teilen Sie ihm die Hiobsbotschaft mit, wenn er von der Arbeit zurückkommt? Welches ist der beste Zeitpunkt, um Ihrer Frau beizubringen, dass Ihre Mutter beschlossen hat, mit Ihnen in Urlaub zu fahren? Warten Sie damit bis zum letzten Augenblick?

Wir wählen häufig den schlechtesten Zeitpunkt, um etwas Wichtiges mitzuteilen: um drei Uhr morgens, bei der »Tagesschau« oder während einer Geburt. Die Folge ist, dass uns entweder niemand zuhört oder dass wir einen ohnehin schon schwelenden Konflikt noch zusätzlich anheizen. Ein solcher ungünstiger Zeitpunkt wird nur selten absichtlich gewählt, obwohl dieser Vorwurf von den Empfängern entsprechender Botschaften häufig zu hören ist: »Das machst du doch absichtlich, um mich auf die Palme zu bringen. Immer kommst du mit wichtigen Themen an, wenn ich mir gerade ein Fußballspiel anschaue.« Doch generell verhalten Menschen sich nicht kalt und berechnend. Meist wollen sie einfach, dass man ihnen zuhört.

Übung 11: Den richtigen Zeitpunkt wählen

- Entscheiden Sie, was Sie sagen wollen.
- Entscheiden Sie, welche Reaktion Sie erzielen wollen.
- Wählen Sie den »richtigen« Zeitpunkt:
  - eine ruhige Situation
  - wenn Sie sich entspannt fühlen
  - wenn die andere Person die Muße hat zuzuhören.
- Denken Sie über die Art des Vortrags nach:
  - Stimmcharakter, Sprechgeschwindigkeit, Pausen, Schweigephasen.
  - Lassen Sie der anderen Person Zeit zu antworten.
- Wählen Sie eine Vortragsweise, die die von Ihnen gewünschte Reaktion am wahrscheinlichsten hervorruft.
- Machen Sie an einem relativ unwichtigen Thema die Probe aufs Exempel.
- Beurteilen Sie das Ergebnis.

Wie können Sie herausfinden, welcher Zeitpunkt der richtige ist? Zunächst ist es wichtig, eine Situation zu wählen, in der Ihr Partner nicht abgelenkt ist, sodass er Ihnen seine volle Aufmerksamkeit schenken kann. Zweitens hören Menschen, die entspannt und offen sind, besser zu. Drittens ist manchmal eine Vorankündigung nützlich, damit beide Beteiligte sich in eine förderliche Stimmung versetzen und sich auf das Kommende einstellen können.

Manchmal ist es auch sinnvoll, regelmäßig eine bestimmte Zeitspanne für Gespräche über wichtige Dinge zu reservieren. Manche Partner hören einander nur zu, wenn sie einen regelmäßigen Gesprächstermin vereinbart haben. Auch wenn es Ihnen merkwürdig erscheinen mag, ist es doch manchmal von großem Nutzen, sich auf einen Zeitpunkt zu einigen, der für beide Beteiligte günstig ist. Regelmäßige Gesprächstermine sind zwar selten eine gute langfristige Lösung für Beziehungsprobleme, aber wenn die Partner nie Zeit füreinander haben, kann dies ein erster Schritt auf dem Weg zur Verbesserung der Kommunikation sein.

Wo man es sagen sollte

Auch der Ort, an dem Sie Ihre Botschaft übermitteln, kann die beabsichtigte Wirkung fördern. Es ist sehr wichtig, einen geeigneten Ort zu wählen, und um die Wirkung zu maximieren, sollten außerdem alle wichtigen Beteiligten zugegen sein.

Übung 12: Den richtigen Ort wählen

- Entscheiden Sie, was Sie sagen wollen.
- Entscheiden Sie, welche Reaktion Sie erzielen wollen.
- Wählen Sie den »richtigen« Ort oder die »richtige« Situation:
  - eine Situation, in der Sie mit Ihrem Partner allein sind
  - in Anwesenheit eines Dritten
  - an einem Ort in der Öffentlichkeit
  - im Badezimmer oder Schlafzimmer oder in der Küche
  - im Freien beim Betrachten eines romantischen Sonnenuntergangs
  - im Büro.
- Wählen Sie einen der angestrebten Reaktion angemessenen Ort.
- Machen Sie an diesem Ort die Probe aufs Exempel und beurteilen Sie das Resultat.

Neue Skripte schreiben

Nun verfügen Sie über das wichtigste Handwerkszeug, um einige Aspekte Ihres Familienlebens zu verändern – falls Sie dies wünschen. Sie haben Ihre augenblicklichen Familienbeziehungen in einem Diagramm dargestellt, die Mythen und Geheimnisse Ihrer Familie enthüllt und herausgefunden, wer in der Familiengeschichte welche Rolle spielt. Sie wissen, welche Gewohnheiten in Familien häufig entstehen, und Sie haben Möglichkeiten kennengelernt, diese Gewohnheiten zu beeinflussen. Außerdem wurden

Ihnen Möglichkeiten aufgezeigt, Ihre Standardaussagen zu verändern. Nun können Sie versuchen, all dies miteinander zu verbinden.

Familienkrisen voraussagen

Das Leben einer Familie durchläuft bestimmte Phasen, in deren Verlauf es zu vielen vorhersehbaren Krisen kommt. Wenn man über diese Phasen informiert ist, kann man einiges von dem, was geschehen wird, kommen sehen und dementsprechend neue Skripte entwickeln. Durch Proben von Alternativstrategien oder rechtzeitiges Ausweichen vor den sich ankündigenden Problemen lassen sich einige dieser typischen Familienkrisen vermeiden, oder zumindest lassen sich ihre Auswirkungen reduzieren. Ist man auf einige der Prüfungen und Mühsale, beispielsweise auf Pubertät, die Partnersuche oder eine Scheidung, vorbereitet, so hilft dies der Familie, verhältnismäßig unbeschadet in ihrem unablässigen Wandel von einer Phase in die nächste zu wechseln.

Anders als der Lebenszyklus eines Individuums, der mit der Geburt beginnt und mit dem Tod endet, hat der Zyklus des Familienlebens keinen klaren Anfang und kein klares Ende, weil mehrere Personen daran beteiligt sind. Bei der Geburt des ersten Kindes sind die Probleme, mit denen die frischgebackenen Eltern fertig werden müssen, völlig anderer Natur als die der Großeltern. In einer anderen Familie verlässt ein junges Familienmitglied den gemeinsamen Haushalt ausgerechnet zu dem Zeitpunkt, zu dem ein Großelternteil stirbt und/oder ein Elternteil in Rente geht. Deshalb lässt sich der Lebenszyklus einer Familie am besten in Form einer Spirale darstellen. Während die jüngeren Familienmitglieder sich im inneren der Spirale bewegen, bewegen sich die älteren auf ihrem Weg zum späten Erwachsenenalter und schließlich zum Tode allmählich immer weiter nach außen.

Unterschiedliche Kulturen messen jeweils bestimmten Übergangsphasen im Lebenszyklus eine besondere Bedeutung bei. So feiern jüdische Familien das Reifen des männlichen Kindes zum Mann in der Bar-Mizwa. Und dass für viele afroamerikanische Familien Begräbnisse besonders wichtig sind, hängt wahrscheinlich mit dem jahrhundertelangen Leiden ihrer Vorfahren zusammen, das den Tod als den großen Befreier erscheinen ließ, der die Unterdrückten in ein glücklicheres Leben geleitete. Im Gegensatz zu anderen Kulturen wünscht sich keine italienische Durchschnittsfamilie, dass ihre Kinder das Elternhaus verlassen. Sie zieht es vor, die Partner ihrer Kinder in ihren immer größer werdenden Kreis zu integrieren. Deshalb entstehen in Familien mit Migrationshintergrund häufig Probleme, wenn die Kinder in der Schule völlig andere kulturelle Normen und Erwartungen kennenlernen.

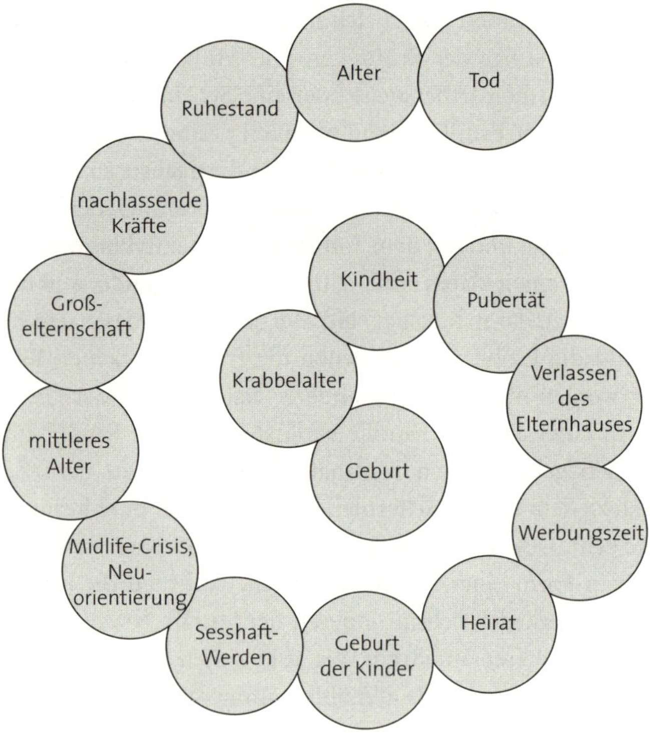

Nur selten fällt es Menschen leicht, sich an neue Situationen anzupassen. Schon die Vorstellung, dass eine Veränderung bevorsteht, kann eine Krise auslösen, wobei die Empfindungen zwischen Begeisterung und Panik, Optimismus und Pessimismus hin und her pendeln. Jede Veränderung bedroht potenziell die familiäre Balance. Jeder muss sich damit auseinandersetzen, dass er irgendwann eine andere Rolle wird spielen oder mit einer veränderten Situation wird fertig werden müssen. Außerdem müssen wir uns von Zeit zu Zeit darauf einstellen, dass ein neues Mitglied in die Familie kommt oder ein vertrautes Mitglied die Familie verlässt. Ist man auf die Möglichkeit solcher Veränderungen nicht vorbereitet, braucht man lange, um sich in die neue Rolle hineinzufinden, und man muss, bis dies gelungen ist, mit den negativen Reaktionen der übrigen Familienmitglieder fertig werden.

Der Wechsel von einer Phase in die nächste ist immer schwierig – und sowohl die Familie als Ganzes als auch ihre einzelnen Mitglieder sind in der Übergangszeit verletzlich. Einige verhalten sich angesichts einer neuen Situation so, als hätte sich nichts verändert. Beispielsweise leben manche Eltern, deren Kinder schon vor Jahren das gemeinsame Heim verlassen haben, immer noch so, als sei nichts dergleichen geschehen. Jedes Kind hat im Haus nach wie vor sein eigenes Zimmer, obwohl diese Räume seit Jahrzehnten nicht benutzt werden. Solche Eltern sind oft völlig fixiert darauf, dass es ihren Kindern gut geht, als seien diese immer noch klein. Endlose Telefongespräche, ständige Einladungen, unzählige Ratschläge können bewirken, dass die Kinder, die häufig schon über dreißig Jahre alt sind, psychisch von ihren Eltern abhängig bleiben. Manchmal verhalten sie sich, sobald sie in ihr Elternhaus kommen, sogar tatsächlich wie kleine Kinder.

Die meisten Familien widersetzen sich Veränderungen, und einigen ihrer Mitglieder ist in stärkerem Maße daran gelegen, die Situation so zu belassen, »wie sie schon immer war«. Dadurch wird die natürliche Dynamik, die sich im Entwicklungsprozess einer Familie entfalten muss, gestört. Wachstum ist nur möglich, wenn sich die Familie und ihre einzelnen Mitglieder mit jeder Lebensphase angemessen auseinandersetzen. Tun sie dies nicht, hat das seinen Preis. Die Tabelle auf Seite 73 beschreibt die verschiedenen Phasen, welche die meisten Familien durchleben, die Aufgaben, mit denen sie im Laufe dieses Prozesses wahrscheinlich konfrontiert werden, die Veränderungen, die sie vornehmen müssen – und einige der häufigsten Probleme, die in den einzelnen Phasen auftreten.

In den folgenden Kapiteln werden die Phasen des familiären Lebenszyklus sowie einige der am häufigsten auftretenden Probleme beschrieben. Da sich die Phasen überschneiden und viele Ereignisse in den einzelnen Generationen einer bestimmten Familie gleichzeitig stattfinden, könnten wir fast überall beginnen, beispielsweise bei der Geburt eines Kindes. Doch ihr geht wiederum voraus, dass zwei Menschen sich kennenlernen – zwei Menschen, die vor nicht allzu langer Zeit selbst Kinder waren …

Phasen und Probleme im Lebenszyklus einer Familie

Phase	Aufgabe	Erforderliche familiäre Veränderungen	Häufige Probleme
ein Paar werden	Engagement füreinander und für die Ursprungsfamilie des Partners	Aushandeln von Rollen, Zielen und der sexuellen Beziehung, Neuorientierung der Beziehungen zur erweiterten Familie und zu Freunden, Aufbau einer für beide Partner befriedigenden Beziehung	sexuelle Probleme, Unfruchtbarkeit, Kopfschmerzen, Rücken- oder Brustschmerzen, Angstzustände
Eltern werden	Integrieren eines neuen Familienmitglieds	Wechsel von der Zweisamkeit zur Dreisamkeit und Anpassung; Verhandeln über Elternrollen: Ehefrau/Mutter, Ehemann/Vater; Einschränkung sozialer Kontakte; Neuausrichtung der Beziehung zu den Großeltern	Weinen, Ess- und Schlafstörungen; »Baby-Blues«; eheliche Spannungen und Affären; Vernachlässigung bzw. Missbrauch von Kindern
Kinder aufziehen	Fürsorge und Zuwendung	Schaffen eines Gleichgewichts zwischen Zuhause und Außenwelt (Schule); Trennungen	»unkontrollierbares« Kind; Bettnässen; Tics; Eifersucht und Streitigkeiten; schulische Probleme; Bauchschmerzen/Kopfschmerzen; Kommunikationsprobleme der Eltern
Pubertät	Festlegen neuer Grenzen	Schaffen eines Ausgleichs zwischen Kontrolle und Unabhängigkeit; Erteilen der Erlaubnis, die Familie zu verlassen und wieder zu ihr zurückzukehren; Fördern von »Anderssein« und Experimenten	langes Ausgehen; Weglaufen; häusliche Gewalt; Schulverweigerung, Schuleschwänzen; Essstörungen; sexuelle Probleme; Kopfschmerzen der Eltern
Lebensmitte der Familie	Verlassen der Familie, Loslassen	Beginn einer neuen Paarbeziehung der Eltern und Füllen des »leeren Nests«; Unabhängigkeit von den Kindern, die das Haus verlassen haben; anders geartete Beziehung zwischen Kindern und Eltern	»verrücktes« oder exzentrisches Verhalten des Jugendlichen; eheliches Zerwürfnis, Midlife-Crisis; ungünstige Partnerschaften
Familie im späteren Leben	mit Verlusten und Rollenveränderungen fertig werden	Umgang mit Krankheit und Tod der (Groß-)Eltern, Umgang mit Enkeln, mit dem Verlust der Arbeit und von Freunden, Anpassung ans Leben als Witwer oder Witwe	Trauer und unverhältnismäßig lange Trauerreaktion; Depression; Demenz; körperliche Krankheiten

Ein Paar werden: Verliebtheit und Partnerschaft

An irgendeinem Punkt in ihrem Leben sehnen sich die meisten Menschen danach, ihre Gedanken und Gefühle mit einem Menschen außerhalb der Familie zu teilen, an dem ihnen besonders viel liegt; möglicherweise träumen sie auch davon, sich zu verlieben und einen Zustand vollkommener Einheit zu erreichen. Verliebtheit und Liebe, die in der Literatur und in Liedern zu allen Zeiten besungen wurden, spielen im Leben vieler Menschen eine zentrale Rolle. Wie gut – oder schlecht – wir mit der Liebe zurechtkommen, hat einen großen Einfluss auf uns. Liebe kann eine Kraft des Guten oder eine zerstörerische Kraft sein; sie kann uns gesund erhalten oder uns krank machen. Und oft ist Liebe nicht von Dauer. Häufig verlieren wir die Liebe ebenso schnell wieder, wie wir sie gefunden haben.

In den westlichen Gesellschaften gibt es heute keine festen und verlässlichen Regeln mehr, wie man einen potenziellen Partner findet, wie man sich in der Werbungszeit verhält und wann oder ob man heiratet. Die Zeiten, in denen die Gesellschaft oder die Ursprungsfamilie bei der Partnerwahl das entscheidende Wort zu sprechen hatte, sind längst vorbei. Arrangierte Ehen gehören der Vergangenheit an, und Faktoren wie Besitz und Klassenzugehörigkeit spielen nicht mehr eine so wichtige Rolle wie früher. In den letzten Jahren sind sogar homosexuelle Beziehungen gesellschaftlich so weit akzeptiert, dass man in einigen Ländern mittlerweile einen Partner des gleichen Geschlechts heiraten kann – was jedoch nicht bedeutet, dass Homosexuelle und Lesben heutzutage nicht mehr diskriminiert werden. Auch Ehen zwischen verschiedenen Ethnien und Kulturen sind heute relativ normal, wobei allerdings rassistische Vorurteile weiterhin bestehen.

Ganz gleich, in welcher Art von Kultur man aufgewachsen ist oder welche sexuelle Orientierung man hat, die Entstehung einer Paarbeziehung ist ein sehr dramatischer und auch positiv aufregender Prozess und das Wichtigste, was zum betreffenden Zeitpunkt im Leben der beiden Beteiligten geschieht. Wir werden uns in diesem Kapitel mit drei deutlich unterscheidbaren Entwicklungsstufen beschäftigen: Sich in einen anderen Menschen verlieben; eine Verpflichtung eingehen und sesshaft werden.

Erster Akt: Wie wir uns in einen anderen Menschen verlieben

Wenn ein Junge ein Mädchen kennenlernt – oder verhält es sich umgekehrt? –, kann alles Mögliche passieren. Und genauso ist es, wenn ein Mädchen ein anderes Mädchen oder ein Junge einen anderen Jungen kennenlernt. Doch warum verlieben wir uns in einen anderen Menschen? Die Partnerwahl ist das Resultat vieler verschiedener Faktoren, und niemand kann von sich behaupten, er verstehe genau, warum Jack sich in Jill verliebt, warum Jane in Judy und warum Jim in John. Schließlich wissen wir, dass »Liebe blind macht«.

Natürlich gibt es viele scheinbar simple Erklärungen dafür, warum wir uns in einen anderen Menschen verlieben. Diese reichen von »ihre Augen« und »sein beruflicher Erfolg« bis zu »Ich fühlte mich einsam« und »Sie hat mich verführt«. Physische und materielle Faktoren können ebenso eine Rolle spielen wie das Temperament und die »Chemie«. Sexuelle Attraktion auf den ersten Blick mag der wichtigste Grund dafür gewesen sein, dass wir uns zu einem bestimmten anderen Menschen hingezogen fühlten. Zweifellos kann daraus später Liebe werden – doch oft ist das nicht der Fall. Bei manchen One-Night-Stands – in deren Verlauf kaum ein Wort gewechselt wird – spielen alle möglichen Emotionen eine Rolle: Leidenschaft, Groll, Langeweile, Einsamkeit, Enttäuschung, Ärger und vieles andere.

Einige Menschen entscheiden sich bewusst dafür, nie länger als 24 Stunden mit einem bestimmten Partner zusammen zu bleiben, weil sie ihre Unabhängigkeit bewahren oder sich nicht von ihren beruflichen Zielen ablenken lassen wollen. Doch gewöhnlich spielen auch in solchen Fällen andere als die genannten oberflächlichen Motive eine Rolle. Unser Handeln wird nur teilweise vom Verstand gesteuert; wir unterliegen auch dem Einfluss irrationaler Kräfte, die mit unseren früheren Erfahrungen und unseren Zukunftserwartungen verknüpft sind, derer wir uns oft nicht bewusst sind. Wenn wir beispielsweise miterlebt haben, wie unsere Eltern sich ihr gesamtes Eheleben lang mit einer entsetzlichen Beziehung abgemüht haben, dann kann das bewirken, dass wir der Aussicht, in eine ähnliche Situation zu geraten, sehr skeptisch gegenüberstehen. Und wenn wir hauptsächlich unter der Obhut von Kindermädchen oder Tagesmüttern aufgewachsen sind, dann haben wir möglicherweise nie eine starke Bindung zu einer Bezugsperson entwickelt, und deshalb fällt es uns schwer, zu einem Partner eine solche Bindung zu entwickeln. Außerdem gibt es Menschen, die ihrem Vater oder ihrer Mutter sehr nahestehen und denen es deshalb schwer fällt, in ihrem Leben Raum für einen Partner zu schaffen.

Ganz gleich, was auf der bewussten Ebene der Grund für unsere Verliebtheit sein mag, unser familiärer Hintergrund beeinflusst in jedem Fall, ob und wie wir eine Beziehung aufbauen. Wenn wir Beziehungen nicht generell ablehnen, neigen wir bewusst oder unbewusst dazu, uns Partner zu suchen, die uns helfen, mit Problemen fertig zu werden, die wir im Rahmen unserer Ursprungsfamilie nicht haben lösen können. Wir hoffen, uns in einer Beziehung mit dem »richtigen« Partner geborgen und geliebt zu fühlen. Deshalb sind wir, wenn wir uns in jemanden verlieben, völlig davon überzeugt, dass dieser Mensch für uns der oder die »Richtige« ist, auch wenn alle Menschen in unserer Umgebung völlig klar sehen, dass wir eine schlechte Wahl getroffen haben.

Marianne, das Nesthäkchen unter fünf Geschwistern, war hauptsächlich von ihren Schwestern aufgezogen worden. Sie war auf die Welt gekommen, obwohl ihre Mutter sterilisiert war. Marianne war nun Mitte 20, und nach Ansicht ihrer Eltern und Schwestern verliebte sie sich immer in die Falschen.

Obwohl sie aus einer angesehenen Familie stammte, suchte sie sich meist Männer, die schon einmal im Gefängnis oder in einer psychiatrischen Anstalt oder sogar in beidem gewesen waren. Niemand in ihrer Familie vermochte zu erklären, warum sie sich immer wieder von solchen Männern angezogen fühlte, die sie auch prompt regelmäßig in Schwierigkeiten brachten. Sie fälschte immer wieder Schecks, um die Rechnungen ihrer Partner zu bezahlen, stahl für sie und pflegte sie, wenn sie sich von ihren Alkoholexzessen erholten.

Keine dieser Beziehungen hatte länger als einige Monate Bestand, und sie alle endeten damit, dass ihre Partner sie fallen ließen. Wenn dies geschah, fühlte sie sich erbärmlich und ließ sich von ihren Eltern trösten, die ihr natürlich vorhielten: »Das haben wir dir doch gleich gesagt.« Nur wenige Tage später stürzte Marianne sich gewöhnlich wieder in eine ähnliche Beziehung, die genauso katastrophal endete.

Warum machen so viele von uns, so wie Marianne, immer wieder alles falsch? Dafür gibt es natürlich verschiedene Gründe. Und um zu wissen, welcher davon im konkreten Fall ausschlaggebend ist, müsste man Einzelheiten über die jeweilige Situation wissen. Doch sollte uns dies nicht davon abhalten, darüber nachzudenken, warum einige unserer »Mr. Rights« und »Ms. Perfects« das Gegenteil von dem sind, wonach wir bewusst suchen. In Mariannes Fall beispielsweise hatte das Sichverlieben in ungeeignete Partner zur Folge, dass der Abstand zu ihrer Ursprungsfamilie nie besonders groß wurde. Da diese Beziehungen nur von kurzer Dauer waren, entfernte sie sich stets nur vorübergehend von ihren Eltern, blieb also immer in Sichtweite. Und ihre Eltern konnten gar nicht anders, als sich um ihr Kind zu sorgen. Vielleicht fand Marianne, dass sie jetzt endlich durch ihr Verhalten in den Genuss jener elterlichen Liebe und Fürsorge kam, die sie als Kind vermisst hatte.

Wahrscheinlich wusste sie, dass ihre Zeugung ein »Unfall« war und dass ihre Eltern keine weiteren Kinder mehr hatten haben wollen. Deshalb führte Marianne bewusst oder unbewusst Situationen herbei, die ihre Eltern so ängstigten, dass sie sich sehr für ihre Tochter engagierten. Ihr großes Engagement könnte teilweise auch eine Folge ihrer Schuldgefühle gewesen sein, die sie infolge der Vernachlässigung ihrer Tochter entwickelt hatten. Manche Eltern lehnen es ab, sich in späteren Jahren noch einmal ihren Kindern intensiv zu widmen; andere hingegen sind im Grunde froh über diese Möglichkeit, weil sie dadurch zum Zeitpunkt ihres allmählichen Wechsels in den Ruhestand eine Aufgabe haben, für die sie ihre frei werdende Energie nutzen können.

»Richtige« und »falsche« Partner

Sich in einen Menschen zu verlieben ist eine sehr persönliche Angelegenheit – das glauben zumindest die meisten Menschen. Doch wie wir gesehen haben, geschieht so etwas nicht im luftleeren Raum, sondern es hängt in starkem Maße mit früheren Erlebnissen und mit der aktuellen Dynamik in der Ursprungsfamilie zusammen. Manche junge Menschen möchten es ihren Eltern recht machen und wählen deshalb Partner, die in den Augen ihrer Eltern »in Ordnung« sind. Doch kann ein Partner, der den Vorstellungen der Familie entspricht, für denjenigen, der sich einen solchen Partner sucht, ziemlich uninteressant sein. Umgekehrt sind viele gewählte Partner in den Augen der Eltern völlig »fehl am Platz« und gerade deshalb für den jungen Menschen, der sich diesen Partner sucht, genau »richtig«, denn dieser Partner hilft ihm, sich von seiner Ursprungsfamilie zu lösen. Noch komplizierter wird die Sache, wenn jemand, der in der Zeit der Partnersuche als die richtige Wahl erscheint, sich ein paar Jahre später als die völlig falsche Person herausstellt.

Als der 21-jährige Bill zu Jack zog, waren Bills Eltern entsetzt. In ihren Augen war es schon eine Katastrophe, dass Bill die nach ihrer Überzeugung »falsche« sexuelle Orientierung hatte, doch dass er nun auch noch mit einem Mann zusammenleben wollte, der so alt wie sein eigener Vater war, ging den Eltern zu weit. Deshalb brachen sie den Kontakt zu ihrem Sohn einige Jahre lang völlig ab. Dies war für Bill anfangs schmerzlich, doch half es ihm andererseits, sich darüber klar zu werden, wer er selbst war – unabhängig von dem vorher auf ihn ausgeübten großen Druck, den Wertvorstellungen und Idealen seiner Familie zu entsprechen.

Nach dem Ende seiner Beziehung zu Jack lebte Bill mit einem gleichaltrigen männlichen Partner zusammen. Dann nahm er wieder Kontakt zu seinen Eltern auf, und da er eine gewisse Selbstsicherheit entwickelt hatte, konnte er nun akzeptieren, dass seine Eltern andere Ansichten hatten als er, ohne sich dadurch persönlich angegriffen zu fühlen.

Manchmal erfüllt die Partnerwahl eindeutig eine bestimmte Funktion. Beispielsweise will jemand auf diese Weise seinen Eltern signalisieren, dass er andere Wertvorstellungen und Ambitionen hat als sie. Doch zu behaupten, dass die Partnerwahl ausschließlich zum Ziel habe, es den Eltern entweder recht zu machen oder gegen sie zu rebellieren, wäre zu kurz gegriffen. Allerdings lassen sich die meisten jungen Menschen durch das, was ihre Eltern (und ihre Geschwister) über ihre Partnerwahl denken, beeinflussen – und sei es nur in der Form, dass sie sich diesen Vorstellungen widersetzen.

Warum Gegensätze einander häufig anziehen

Wenn wir uns bestimmte Paare anschauen, fragen wir uns oft, warum Menschen, die offensichtlich aus völlig unterschiedlichen Milieus mit völlig gegensätzlichen Anschauungen stammen, zusammen sein wollen. Die alte Redensart, dass Gegensätze einander anziehen, erklärt solche Beziehungen nicht hinreichend. Natürliche Neugier und die erotische Attraktion, die von einem

Menschen ausgehen können, der völlig anders ist als man selbst, mögen Gründe für solche Beziehungen sein. Doch der Reiz des Neuen verfliegt oft schnell wieder. Könnten auch noch andere Faktoren im Spiel sein?

Jackie hasste ihren Vater aus vielen Gründen. Er hatte sie immer wieder gedemütigt und sie herumkommandiert, als sei sie eine Hausangestellte. Zu ihrer eigenen Überraschung entwickelte Jackie (die groß war und gut aussah und äußerlich sehr ihrem Vater ähnelte) eine besondere Vorliebe für kleine, dicke und hässliche Männer. Ohne Ausnahme stellten diese Partner sie auf ein Podest und himmelten sie an, und wenn sie dann doch irgendwann anfingen, sie zu kritisieren, ließ Jackie sie bald fallen. Sie lachte oft, wenn sie ihren Freundinnen von ihrer neuesten Eroberung erzählte, die sich in ihren Augen nur dem Namen nach von allen vorherigen unterschied. Jackies Freundinnen fanden es sehr eigenartig, dass sie sich immer wieder in Männer verliebte, die ihrer Idealvorstellung von einem Mann so entgegengesetzt waren.

Wenn wir von einem Elternteil ernsthaft verletzt oder misshandelt worden sind, verspüren wir manchmal den starken Wunsch, uns mit jemandem zusammenzutun, der eine völlig andere Lebensweise als die unserer Ursprungsfamilie repräsentiert – und wenn möglich ziehen wir mit dieser Person an einen Ort, der Zehntausende von Kilometern von unserem Heimatort entfernt liegt. In der Regel unterscheidet sich der gewählte Partner in solchen Fällen vom eigenen Elternteil des entgegengesetzten Geschlechts grundlegend. Warum? Weil eine Tochter, so wie Jackie, ihren Vater beispielsweise so sehr hasst, dass sie den Gedanken nicht erträgt, ihr Geliebter könnte ihrem Vater ähneln. Sie vermeidet, sich in jemanden zu verlieben, der auch nur die oberflächlichste Ähnlichkeit mit ihrem Vater hat, weil sie fürchtet, ihre Beziehung zu dem Betreffenden könnte ihrer Vaterbeziehung ähneln.

Übung 13: Vergleichende Einschätzung von Beziehungen

Sie erhalten nun die Möglichkeit, Ihre Beziehung zu Ihrem Partner mit der Beziehung ihrer Eltern zueinander zu vergleichen.

- Schätzen Sie zunächst die Qualität der Beziehung Ihrer Eltern (und/oder Stiefeltern) auf einer von 1 bis 10 reichenden Skala ein (wobei 1 für die schlechteste Einschätzung steht und 10 für die beste), und zwar anhand folgender Kriterien:
  - sich gemeinsam entspannen
  - körperliche Zuneigung zeigen
  - sexuelle Beziehung
  - emotionale Nähe
  - keine Geheimnisse voreinander haben
  - miteinander reden
  - gegenseitiges Verstehen
  - Einigkeit bezüglich finanzieller Fragen
  - füreinander sorgen.

Wenn Sie die Einzelheiten der Beziehung Ihrer Eltern nicht so genau kennen, können Sie auch eine Vermutung äußern.

- Addieren Sie alle Resultate zu einer Gesamtsumme (wobei der höchstmögliche Wert 100 ist) und überlegen Sie dann, ob Sie glauben, dass dieses Resultat die Qualität der Beziehung Ihrer Eltern adäquat repräsentiert. Nötigenfalls können Sie Veränderungen vornehmen.
- Verfahren Sie nun mit Ihrer eigenen Beziehung genauso, und bitten Sie, wenn Sie wollen, auch Ihren Partner, eine solche Einschätzung vorzunehmen.
  - Wie unterscheiden sich die Punktwerte und die Skripte?
  - Hat sich für Ihre Beziehung ein höherer Wert ergeben als für die Beziehung Ihrer Eltern?
  - Ist Ihr Partner mit Ihnen in Bezug auf seine Bewertung einig? In welcher Hinsicht bewertet er die Beziehung anders als Sie?

Kann man daran etwas ändern? Das hängt davon ab, ob die betreffende Person dieses Verhalten selbst als problematisch ansieht. Es kann durchaus sein, dass Jackie (oder jemand anders in einer ähnlichen Situation) sich wohl dabei fühlt, ein solches Leben zu führen. Doch wenn ihre eigenen Handlungen sie beunruhigen und sie das Gefühl hat, die Kontrolle über die eigene

Situation zu verlieren, sehnt sie sich möglicherweise nach Hilfe. Gelingt es ihr dann, einen Zusammenhang zwischen der aktuellen Situation und früheren Erlebnissen herzustellen, kann ihr dies helfen, ihre Partnerwahl im Kontext zu sehen und zu verstehen, warum es ihr unmöglich erscheint, in einer Liebesbeziehung zu leben. Vielleicht muss sie prüfen, ob alle Männer, die sie an ihren Vater erinnern, sich genauso wie er verhalten. Neue Erlebnisse könnten sie dazu bringen, ihre Annahmen später zu revidieren.

Gleich und gleich gesellt sich gern

Viele Menschen halten sich an das, was ihnen vertraut ist, und suchen sich deshalb einen Partner mit einem ähnlichen familiären Hintergrund, einem ähnlichen Beruf, ähnlichen Freunden und auch sonst möglichst vielen Ähnlichkeiten. Manche suchen sich sogar einen Partner, dessen Nase ihrer eigenen ähnelt: Vertrautheit wirkt beruhigend, erzeugt aber andererseits auch Geringschätzung oder sogar Langeweile.

Menschen haben zu verschiedenen Zeiten in ihrem Leben manchmal sehr unterschiedliche Bedürfnisse. Zu einem bestimmten Zeitpunkt der eigenen Entwicklung kann es jemandem völlig reichen, in Frieden mit einem zuverlässigen Menschen zusammenzuleben. Sich am Skript der elterlichen Beziehung zu orientieren kann sehr beruhigend wirken: Wenn man den bewährten Familienrezept folgt, das von Generation zu Generation weitergegeben wurde, muss das zu etwas Gutem führen, und außerdem wird es den Eltern gefallen.

Wenn wir von unseren Eltern vieles übernommen haben, halten wir möglicherweise nach einem Partner Ausschau, der demjenigen ähnelt, den unser Elternteil gleichen Geschlechts gewählt hat. Für Frauen bedeutet dies traditionell, dass sie sich einen männlichen Partner suchen, der sie an ihren Vater erinnert, und für Männer, dass sie nach einer ihrer Mutter ähnelnden Frau Ausschau halten. Nun mag es zwar Sicherheit geben, einem vertrauten Skript zu folgen, doch ist es in Wahrheit ziemlich schwierig, den perfekten Ersatz für die eigene Mutter oder den eigenen Vater zu finden. Und dies zu merken kann ein langwieriger und schmerzhafter Prozess sein.

Zweiter Akt: Eine Partnerschaft aufbauen

Wenn zwei Menschen zusammenfinden, bringen sie »Gepäck« aus ihrer Vergangenheit mit, das aus ihrer Ursprungsfamilie und aus anderen wichtigen Quellen stammt. Dieses Gepäck reicht von Meinungen über Geschlechterrollen, allgemeinen Vorstellungen über das »richtige« sexuelle Verhalten oder Nichtverhalten bis hin zu bestimmten Regeln über Hygiene und Ernährung. Solche Lasten können jedes Paar bedrücken. Sie können die Entwicklung einer Partnerschaft behindern, denn bei diesem Prozess müssen die Partner sich darüber klar werden, wovon sie sich lösen müssen, woran sie festhalten können und wollen und was sie sich in der Gegenwart neu zu eigen machen wollen.

Eine Partnerschaft stellt zwischen zwei Menschen gleichen oder unterschiedlichen Geschlechts und ihrer jeweiligen Familiensystemen und Freundeskreisen eine Verbindung her. Dies ist ein sehr komplexer Prozess und bedeutet, dass die Partner das Gepäck aus der Vergangenheit, das sie mit sich führen, untersuchen und sich teilweise von ihm trennen müssen. Die Anfangsphase einer Partnerschaft, die Zeit also, nachdem die beiden Beteiligten sich entschlossen haben, gemeinsam eine Wohnung oder ein Haus zu beziehen, kann sehr turbulent sein. Dies kommt häufig in scheinbar lächerlichen Streitigkeiten über die Einrichtung der gemeinsamen Wohnung zum Ausdruck.

Als Kind hatte Jenny ihr Schlafzimmer immer rosa streichen wollen, doch ihre Eltern hatten es ihr nicht erlaubt. Nach ihren Vorstellungen sollte es »weiß und sauber« aussehen. Jenny konnte es gar nicht abwarten, in eine eigene Wohnung zu ziehen, und als sie diesen Plan schließlich zusammen mit ihrem Freund Jeremy verwirklichte, bestand sie darauf, dass alle Räume rosa gestrichen wurden. Anfangs war das Jeremy gleichgültig, doch nach einigen Monaten ging es ihm allmählich auf den Geist.

Als seine Freunde sich darüber lustig machten, dass er in einer rosafarbenen Welt lebe, erklärte er Jenny, er wolle das Wohnzimmer hellblau streichen. Nach langwierigen Diskussionen war Jenny damit schließlich einverstanden. Als Jeremy dann auch noch den Flur in einer anderen Farbe streichen wollte, protestierte sie. Ein paar Wochen später wurde noch ein Raum blau gestrichen, und nach einem weiterem Monat hatte nur noch das Schlafzimmer einen rosafarbenen Anstrich – Jeremys Zugeständnis an Jennys Kindheitsträume …

Zusammenzuleben bedeutet, dass man mit dem Partner über die konkreten Einzelheiten des Alltagslebens verhandeln muss. Dabei werden viele Kontroversen indirekt mit Hilfe von Farbe, Möbeln oder Bildern an den Wänden ausgefochten. Inwieweit es Menschen gelingt, ihre Wohnung in ein gemeinsames Heim umzuwandeln, spiegelt häufig die Kräfteverteilung innerhalb der Beziehung. Manche Wohnungen und Häuser lassen festgefahrene Verhandlungen erkennen: Die Wände sind überhaupt nicht gestrichen, oder – ein anderes Extrem – die Hälfte eines Raumes ist rosa gestrichen, die andere Hälfte blau … Es gibt Wohnungen, in denen er »seinen« und sie »ihren« Raum hat. Weil manche Paare sich nicht auf einen für beide Beteiligten zufriedenstellenden Kompromiss einigen können, brauchen sie Jahrzehnte, um ihre Wohnungen oder Häuser einzurichten, wobei die meisten Räume ebenso unfertig bleiben wie die Verhandlungen über ihre Gestaltung zwischen den Partnern.

Wenn sie in »seine« Wohnung zieht, fühlt sie sich möglicherweise nie völlig zu Hause – jedenfalls ganz sicher nicht, solange sie sich beide so verhalten, als ob es »seine« Wohnung wäre. Wenn es den Partnern nicht gelingt, die Wohnung zu ihrer gemeinsamen zu machen, entstehen gewöhnlich Probleme. In »seiner« Wohnung könnte ein Geist hausen, beispielsweise der einer früheren Partnerin, die ihre persönliche Note darin hinterlassen hat. Über solche Relikte aus der Vergangenheit, die die neue Beziehung stören können, wird häufig anfangs nicht gesprochen.

Übung 14: Wessen Heim ist das eigentlich?

- Schauen Sie sich Ihr Heim genau an: Wessen Stempel erkennen Sie darin? Ist es das Produkt gemeinsamer Bemühungen, oder spiegelt sich darin hauptsächlich Ihre Handschrift bzw. die Ihres Partners? Haben Sie das Gefühl, im Lebensraum eines anderen Menschen zu wohnen?
- Untersuchen Sie die folgenden Räume: Schlafzimmer, Wohnzimmer, Küche, Bad. Schauen Sie sich folgende Details an:
  - Farbzusammenstellung
  - Dekoration
  - Pflanzen
  - Möbel
  - Platzierung der Möbel und anderer Objekte.
- Schätzen Sie grob, wie viel von dem, was Sie sehen, Ihren Vorstellungen entspricht, und wie viel eher die Vorstellungen Ihres Partners spiegelt.
- Denken Sie darüber nach, was Sie wie verändern würden, wenn es einzig und allein Ihre Wohnung oder Ihr Haus wäre. Was würden Sie entfernen? Was würden Sie vielleicht neu hinzufügen?
- Überlegen Sie auch, was wohl Ihr Partner verändern würde, wenn er freie Hand hätte ...
- Wenn Sie viele Veränderungen vornehmen wollen, ist das ein Zeichen dafür, dass Sie sich nicht besonders wohl zu Hause fühlen. Denken Sie nun darüber nach, welche Vor- und Nachteile es hätte, darüber mit Ihrem Partner zu diskutieren.
- Was müssten Sie tun, um sich mehr zu Hause fühlen zu können? Nennen Sie einen oder zwei konkrete Schritte, die Sie zu diesem Zweck unternehmen müssten. Überlegen Sie, ob Sie mit Ihrem Partner darüber reden wollen.
- Ist er/sie zu den gleichen Schlussfolgerungen gelangt? Wenn nicht, warum nicht? Setzen Sie sich gemeinsam damit auseinander, was eine solche Veränderung mit sich bringen würde.

Gelegentlich ist es beiden Beteiligten lieber, die Frage, ob es sich um »seine« oder »ihre« Wohnung handelt, gar nicht zur Sprache zu bringen. Dies ermöglicht es dem »Mieter«, sich relativ ungebunden zu fühlen, und der »Wohnungseigentümer« kann sich weiterhin als Herrscher über seine kostbaren Besitztümer fühlen, ohne fürchten zu müssen, dass er etwas davon hergeben muss. Solche Arrangements erfüllen zwar oft eine Zeitlang ihren Zweck, doch an irgendeinem Punkt wird sie es leid, aus dem Koffer zu leben. Erst wenn sie eines Tages ihre Koffer auspackt und dabei seine teure Hifi-Anlage beschädigt, kommt es zu der längst überfälligen Konfrontation. Aber ist es notwendig, so lange zu warten?

Der ganz alltägliche Wahnsinn

Eine Partnerschaft zu begründen bedeutet auch, dass man scheinbar belanglose alltägliche Steine des Anstoßes aus dem Weg räumt. Wer erledigt wann den Abwasch? Wer schreibt den Einkaufszettel? Wer übernimmt das Kochen? Wer bringt den Abfall zur Mülltonne? All dies muss geregelt werden. Nach heftigen Streitigkeiten um Krümel auf dem Boden oder zu dünn geschnittenen Gurkenscheiben lachen Partner oft darüber, dass sie sich wegen »nichts« derartig aufgeregt haben.

Häufig spielt die Küche bei Streitigkeiten um die innerhalb der Beziehung geltenden Regeln eine wichtige Rolle. Kochen und Reinigungsarbeiten bringen sehr schnell ans Licht, welche Vorstellungen die beiden Partner davon haben, was richtig und was falsch ist – und auch davon, wer »richtiger« liegt als der andere. Die meisten Paare finden irgendwann ihre individuelle Lösung, ob es sich dabei nun um Halbe-halbe-Regelungen oder um klar verteilte Rollen wie »Koch« und »Geschirrspüler« handelt oder um chaotische Arrangements mit Essen vom Pizzaservice und wechselnden Putzhilfen – bis das Geld ausgeht. Werden keine Lösungen für diese Alltagsprobleme gefunden, greifen die Streitigkeiten oft auch auf andere Bereiche über.

Auch das Fernsehen ist für viele Paare ein wichtiges Streitobjekt. Wenn Partner unterschiedliche Interessen haben, gibt es zahlreiche Anlässe für Streitigkeiten darüber, wer eine Sendung aussuchen darf. Lösungsmöglichkeiten reichen vom strikten Abwechseln bis hin zum Kauf eines zweiten Fernsehgeräts. Durch letzteres werden natürlich Konflikte vermieden, doch so lernen die Partner auch nicht, Kompromisse zu finden.

Ein weiterer häufiger Streitpunkt zwischen den Partnern ist die Frage, wie laut Musik abgespielt werden sollte. Dieser und viele andere Konfliktpunkte erfordern Verhandlungsgeschick. Wird keine Einigung erzielt, sitzen die Partner schließlich in getrennten Räumen ihrer gemeinsamen Wohnung, benutzen ihre jeweilige eigene Unterhaltungselektronik und treffen nur hin und wieder flüchtig am Kühlschrank zusammen, um sich mit Ess- und Trinkbarem zu versorgen.

Andere wichtige Bereiche, in denen Paare miteinander verhandeln müssen, sind Geld und Sex. Es ist nun einmal so, dass zwei Menschen nicht unbedingt im gleichen Moment zu sexueller Intimität aufgelegt sind. So kommt es oft zu unangenehmen Diskussionen. Oft wird das mangelnde Interesse an Sex mit Kopfschmerzen oder beruflichem Stress begründet. Leider scheuen viele Partner davor zurück, sich Zeit für ein offenes Gespräch über ihre sexuelle Beziehung zu nehmen. Stattdessen verbergen sie ihre Verlegenheit oder Enttäuschung zu diesem Thema hinter gegenseitigen Vorwürfen.

Manchmal besteht der einzige Ausweg darin, die Hilfe eines Eheberaters oder Paartherapeuten in Anspruch zu nehmen. Die Gegenwart einer dritten Person gibt beiden Partnern die Möglichkeit, einander zuzuhören – was zu Hause manchmal unmöglich ist, weil dort gleich geschrien wird oder einer von beiden den Raum verlässt. Ein Berater oder Therapeut versucht nicht nur, beide Partner dazu zu bringen, einander zuzuhören, sondern er macht auch Vorschläge, die das Experimentieren mit neuen oder anderen Verhaltensweisen betreffen, damit die Beziehung neuartige Impulse bekommt.

»Liebe ohne Geld ist eine Quälerei« hieß es in einem bekannten Song aus den 1930er-Jahren. Geld hat schon viele Herzen gebrochen und viele Beziehungen zerbrechen lassen. Wenn zwei Menschen beschließen, gemeinsam ein Heim zu gründen, müssen sie Entscheidungen darüber treffen, um wessen Geld es sich handelt – seines, ihres oder das von beiden? Manche Paare entwickeln einen gemeinsamen Haushaltsplan, andere leben gemäß dem »Prinzip Hoffnung« in den Tag hinein. Zum Glück ist das alte Muster, nach dem der Mann der Frau Geld gibt, wenn sie ihn darum bittet, heute ein Auslaufmodell. Doch gemeinsame Bankkonten haben Vor- und Nachteile: Einerseits machen sie eine Aussage über den neuen Status und über die Zusammengehörigkeit als Paar; andererseits kann es zu Lasten der Unabhängigkeit gehen, wenn einer der Partner diese Regelung nutzt, um die finanzielle »Leistungsfähigkeit« oder die Konsumgewohnheiten des anderen zu kontrollieren.

Wenn Paare sich zusammensetzen, um über finanzielle Fragen zu reden, ist es für beide nützlich, eine Liste der eigenen Konsum- und Spargewohnheiten zusammenzustellen. Wenn beide dies getrennt tun, haben sie die Möglichkeit, über ihre Prioritäten nachzudenken. Anschließend können sie diese Aufzeichnungen vergleichen. Manchmal stellt sich bei einem solchen Vergleich ein erstaunliches Maß an Übereinstimmung heraus, wodurch Entscheidungen möglich werden, die beide Partner befürworten.

Lernen, zu teilen und Kompromisse einzugehen

Um ein Paar zu werden, müssen Menschen viele Kompromisse eingehen – was sie im Umgang mit Geschwistern vielleicht nie gelernt haben. Die scheinbar unwichtigen Streitigkeiten, die wir um die Ausstattung der Wohnung, das Kochen und das Fernsehprogramm ausfechten, stehen in direktem Zusammenhang mit dem größeren Problem, eine gemeinsame Basis zu schaffen. Dazu ist ein gewisses Nachgeben beider Beteiligter erforderlich.

Beziehungen, in denen kein derartiger Einigungsprozess stattfindet, scheitern oft. In engen Beziehungen können beide Partner einen großen Teil von sich einbringen, ohne sich ängstigen zu müssen; sie können einander ihre starken Seiten ebenso wie ihre Verletzlichkeit zeigen. Dazu ist es erforderlich, dass sie ihre Gedanken und Gefühle nicht zensieren und einander vertrauen.

Übung 15: Advocatus diaboli

Diese Technik hilft Partnern, einen Kompromiss zwischen unterschiedlichen Ansichten zu finden.

- Wählen Sie ein Problem aus, zu dem ein Kompromiss gefunden werden muss.
- Beide Partner stellen eine Liste ihrer persönlichen Prioritäten zusammen.
- Geben Sie Ihre Liste Ihrem Partner und nehmen Sie seine Liste.
- Tragen Sie Argumente für jeden der Punkte auf der Liste Ihres Partners vor und nennen Sie Gründe, warum die Prioritäten Ihres Partners berechtigt sein könnten.
- Hören Sie Ihrem Partner zu, während er mit Ihrer Liste genauso verfährt.
- Legen Sie beide Listen zur Seite und schweigen Sie gemeinsam fünf Minuten lang. Denken Sie über die Ähnlichkeiten und die Unterschiede zwischen den beiden Listen nach.
- Nehmen Sie Ihre eigene Liste wieder in Empfang und überprüfen Sie, ob sich einige Anliegen Ihres Partners mit Punkten aus Ihrer eigenen Liste in Einklang bringen lassen. Versuchen Sie, zumindest einen Ihrer Punkte umzuformulieren. Fordern Sie Ihren Partner auf, dies ebenfalls zu versuchen.
- Vergleichen Sie nun Ihre Notizen: Besteht die Chance, dass Sie einen Kompromiss finden werden?

Menschen, die in ihrer Ursprungsfamilie gute Bindungen entwickeln konnten, fällt es leichter, ihrem Partner zu vertrauen. In guten Beziehungen stehen die Wünsche und Ängste der Partner miteinander im Einklang. Tritt ein Problem auf, übernehmen beide gemeinsam die Verantwortung dafür, statt dem jeweils anderen die Schuld in die Schuhe zu schieben.

Noch mehr Unerledigtes

Beim Aushandeln banaler Alltagsprobleme sind Blessuren nicht zu vermeiden. Wenn ein Partner bestimmte Erwartungen hat, kann er den anderen dadurch unter Druck setzen: Entspricht der eine nicht den Vorstellungen des anderen, fühlt letzterer sich oft ungeliebt, verunsichert oder im Stich gelassen. Wie wir gesehen haben, experimentieren die meisten Menschen mit Beziehungsmustern, die auf ihren Erlebnissen in ihrer Ursprungsfamilie basieren. Wenn beispielsweise ein Mann, der bei seiner depressiven Mutter aufgewachsen ist, mit einer Frau zusammenlebt, die ebenfalls depressiv ist, hat er sich, möglicherweise ohne es zu merken, eine Partnerin mit ihm vertrauten Eigenschaften gesucht.

Übung 16: Körperliche Gewalt unterbinden

Falls Sie Ihrem Partner gegenüber handgreiflich werden:

- Denken Sie an die letzte Situation, in der Sie gewalttätig waren.
  - Weshalb haben Sie in jener Situation rot gesehen?
  - Wie ist es zur Eskalation gekommen?
  - Wie und wann hätten Sie diese Eskalation stoppen können?
- Benennen Sie Probleme oder Situationen, die Sie in der Vergangenheit dazu gebracht haben, gewalttätig zu werden.
  - Welche dieser Situationen könnten sich jederzeit wiederholen?
- Denken Sie darüber nach, ob und wie diese Probleme gelöst oder entschärft werden könnten:
  - durch ruhige Gespräche, Kompromisse oder Vermeidungsverhalten?
- Denken Sie stets daran, dass einzig und allein Sie verantwortlich dafür sind, wenn Sie Ihren Partner schlagen, auch wenn Sie sich dazu »provoziert« fühlen.

- Machen Sie die Situation für Ihren Partner sicherer. Denken Sie darüber nach, wie Sie die Gefahr, gewalttätig zu werden, in der nächsten gefährlichen Situation reduzieren können:
  - indem Sie spazieren gehen, sich eine Boxbirne zulegen, sich die Aggression aus dem Leib brüllen, oder indem Sie ausziehen.

Falls Sie das Opfer von Gewalttätigkeiten Ihres Partners sind:

- Untersuchen Sie zunächst die ersten drei oben genannten Punkte:
  - den letzten Fall von Gewalttätigkeit, Auslöser von Gewalt sowie Vermeidungs- oder Entschärfungstaktiken.
- Sagen Sie voraus, wann Ihr Partner wahrscheinlich das nächste Mal gewalttätig werden wird, und planen Sie in allen Einzelheiten, wie Sie verhindern wollen, dass er Sie schlägt.
- Machen Sie sich die Warnzeichen bewusst und denken Sie darüber nach, wie Sie für Ihre eigene und die Sicherheit Ihrer Kinder sorgen können, beispielsweise:
  - indem Sie nichts zur Eskalation beitragen,
  - sich physisch der Situation entziehen und/oder sich dauerhaft von Ihrem Partner trennen,
  - sich als Frau um die Aufnahme in ein Frauenhaus bemühen.
- Übernehmen Sie nicht die Verantwortung für die Gewalttätigkeit des Täters, sondern für Ihre eigene Sicherheit – verlassen Sie sich nicht auf Versprechungen des Gewalttäters, dass er nie mehr »so etwas« tun wird.

Anmerkung: Wenn es in der Beziehung, in der Sie leben, immer wieder zu Gewalttätigkeiten kommt, benötigen sowohl Sie als auch Ihr Partner dringend fachkundige Hilfe. In solchen Fällen ist es oft gefährlich, mit Selbsthilfetechniken wie den soeben beschriebenen zu experimentieren (Adressen s. S. 194).

Dritter Akt: Sesshaft werden, die Ehe und andere Formalitäten

Sobald die ersten Hürden zu Beginn einer Partnerschaft überwunden sind, ist die Zeit gekommen, ein gemeinsames Leben aufzubauen. Vielen Paaren ist es wichtig, ihrer Beziehung einen formellen Rahmen zu geben – nicht zuletzt oft wegen Drucks von Seiten der Ursprungsfamilien. Dies mag heutzutage ein wenig merkwürdig klingen, da die meisten Männer und Frauen schon vor der Ehe Sex haben, viele Paare vor der Ehe zusammenleben und viele junge Menschen eine ganze Reihe von Liebesbeziehungen haben, bevor sie sich auf eine feste Beziehung einlassen.

Während es früher einmal als völlig normal erschien zu heiraten, wird dies heute nicht mehr als unbedingt erforderlich angesehen. Doch fungieren Verlobung und Ehe auch heute noch gegenüber den Ursprungsfamilien und dem gesamten sozialen Umfeld beider Partner als Symbol für die Stärke der Beziehung und für die Bereitschaft zur Loyalität. Auf einige wirkt die Frage, ob sie heiraten sollen oder nicht, sehr beunruhigend, weil sie fürchten, dass die vorherige sorglos-unverbindliche romantische Beziehung dadurch gefährdet wird. Die bloße Aussicht auf eine Ehe kann dazu führen, dass plötzlich einer der Partner oder sogar beide »kalte Füße« bekommen. Viele Paare sind verblüfft, wenn sich nach glücklichem mehrjährigem Zusammenleben angesichts der bevorstehenden Hochzeit plötzlich der Charakter der Beziehung völlig verändert. Dies ist insofern nur allzu verständlich, als in dieser Situation die Angst, in eine Falle zu gehen, Ambivalenz hinsichtlich der mit einer Ehe verbundenen Verpflichtungen und nagender Zweifel am Partner an Bedeutung gewinnen.

Verpflichtungen und was sie mit sich bringen

Was meinen wir, wenn wir sagen, jemand sei noch nicht bereit für die Ehe? Bereitschaft zur Verbindlichkeit hat etwas mit Loyalität zu tun. Diese kann sich auf Ihre Ursprungsfamilie oder auf Ihre Identität als Individuum beziehen. Durch die Festlegung eines Hochzeitstags oder die gemeinsame Aufnahme einer Hypothek können die Frage der verpflichtenden Bindung und Ängste davor, sich zum »Gefangenen« zu machen, akut werden. Einige Menschen sind nicht bereit, sich von ihrer Ursprungsfamilie zu lösen; andere glauben, sie hätten ihre Freiheit noch nicht ausreichend ausgekostet. Menschen, die bald nach dem Verlassen ihres Elternhauses eine Beziehung eingegangen sind, haben oft das Gefühl, noch nicht in ausreichendem Maße die Unabhängigkeit genossen zu haben, und sind deshalb nicht bereit, ihre Beziehung durch die Eheschließung zu verfestigen. »Ich hätte nicht so früh heiraten sollen«, sagen viele, weil sie das Gefühl haben, etwas Wichtiges versäumt zu haben.

Sicherlich ist es nicht die beste Grundlage für eine Eheschließung und eine »lebenslange« Verpflichtung, sich dem Druck anderer zu beugen. Doch was heißt es, für eine Ehe »bereit« zu sein? Erstens ist es wichtig, dass beide Partner sich gleichermaßen dazu bereit fühlen, weil andernfalls von Beginn der Ehe an ein Ungleichgewichtszustand besteht.

Wenn Ihr Partner sich zu einer Ehe bereit fühlt, sind dann auch *Sie* bereit, sich Ihrem Partner zu verpflichten? Sie können der Antwort auf diese Frage näherkommen, indem Sie in einer Liste Dinge zusammenstellen, die Sie glauben, nicht mehr tun zu können, wenn Sie verheiratet wären. Dabei geht es wahrscheinlich um Bereiche wie Geld, Sex, Freunde, Hobbys, Arbeit, Reisen, Familie. Denken Sie anschließend darüber nach, wie Sie sich fühlen würden, wenn Sie Ihren Partner aufgäben. Wären die übrigen »Dinge« Ihnen das wert?

Heiraten gegen alle Widerstände

Viele Familien tolerieren es heute, wenn ihre Kinder temporäre Beziehungen zu Partnern anderer ethnischer Herkunft oder religiöser Überzeugungen und aus anderen gesellschaftlichen Schichten haben, doch ist es für manche eine Katastrophe, wenn eine solche Beziehung dauerhaft wird.

Nun kann man sich natürlich fragen, warum die Kinder sich überhaupt einen Partner suchen, von dem sie wissen, dass ihre Ursprungsfamilie ihn nicht akzeptieren wird. Tun sie das aus reiner Liebe, oder handelt es sich dabei um einen bewussten oder unbewussten Versuch, die eigenen Eltern zu brüskieren? In letzterem Fall handelt es sich um eine wichtige Botschaft an die Eltern, aber die Beziehung dürfte unter keinem guten Stern stehen – und die Prognose der Eltern sich am Ende als zutreffend erweisen. Oft ist es nicht leicht, sich über die eigene Motivation klar zu werden. Nur wenige junge Menschen gestehen sich selbst oder anderen offen ein, dass ihr wichtigstes Motiv bei der Partnerwahl war, ihre Eltern zu verärgern. Welche Gründe letztendlich ausschlaggebend gewesen sein mögen, das Resultat ist in vielen Fällen, dass Scheinheiligkeit bloßgestellt wird, dass Klassenvorurteile ans Licht kommen und dass das Kind riskiert, emotional und/oder moralisch abgelehnt zu werden.

Viele Paare müssen eine Möglichkeit finden, mit solchen Belastungen fertig zu werden, und sie entscheiden sich dann häufig für eine »minimalistische Eheschließung«, wenn sie nicht wollen, dass beim Anschneiden des Hochzeitskuchens alte Familienfehden wieder ausbrechen.

Alles bleibt in der Familie

Eine der größten Herausforderungen, mit denen sich ein frisch verheiratetes Paar konfrontiert sieht, ist die Neudefinition seiner Beziehung zu den beiden Ursprungsfamilien. Das ist leichter gesagt als getan. Manche Paare mühen sich jahrelang damit ab, ein gutes Verhältnis zwischen Eigenständigkeit und Familienanschluss zu finden, während es anderen als sehr erstrebenswert erscheint, sich in eine große Familie zu integrieren.

Einige Menschen heiraten, um in die Familie ihres Partners aufgenommen zu werden – beispielsweise weil es sich dabei um eine Art von Familie handelt, die sie selbst nie hatten und nach der sie sich immer gesehnt haben. Eine solche Anpassung ist ideal, sofern der Partner selbst gern weiterhin mit seiner eigenen Familie verbunden bleibt. Ein Arrangement dieser Art kommt manchmal allen Beteiligten entgegen, und in einigen Gesellschaften östlicher Länder ist es sehr verbreitet. Zwar gilt eine solche

Lebensweise in der westlichen Kultur nicht als ideal, aber problematisch wird diese Familienstruktur nur, wenn eines oder mehrere Familienmitglieder nicht mit ihr zufrieden sind.

Peter stammte aus einer unglücklichen Familie, in der seine Eltern sich kaum um ihn gekümmert hatten. Jackie war zehn Jahre jünger als Peter, als sie heirateten. Sie war das jüngste von drei Kindern, und ihre älteren Brüder hatten das Elternhaus verlassen, bevor sie 20 Jahre alt gewesen waren. Jackie war als treue Tochter zu Hause geblieben. Sie und ihre Eltern, die beide im Ruhestand waren, hatten alles gemeinsam getan: Einkaufen, Urlaub, Kinobesuche und sogar sportliche Aktivitäten. Die Freunde der Eltern waren auch Jackies Freunde, und Jackies Freunde wurden schnell auch Freunde der Eltern.

Jackie lernte Peter kennen, als sie 26 Jahre alt war. Er war ihr erster Freund. Die Familie »adoptierte« ihn sogleich, und er war sehr froh darüber, da er zu seinen eigenen Eltern keinen Kontakt mehr hatte. Er verbrachte jeden Abend im Haus von Jackies Familie, und als sie ihre Verlobung bekannt gaben, waren alle überglücklich.

Das Paar lud Jackies Eltern sogar ein, es auf seiner Hochzeitsreise zu begleiten. Die Reise verlief sehr angenehm, doch kurz danach bekam Jackie starke Rückenschmerzen. Sie wohnte weiterhin im Haus ihrer Eltern, sodass diese sich um sie kümmern konnten, während Peter arbeiten ging. Da das Haus der Eltern groß genug war, schlugen sie Peter vor, ebenfalls dauerhaft einzuziehen. Als Peter und Jackie erklärten, wegen Jackies Rückenproblemen wollten sie »vorerst« keine Kinder bekommen, hatten alle »Verständnis« dafür.

Keiner der konsultierten Ärzte konnte erklären, wie Jackies Rückschmerzen zustande kamen, und Jackie weigerte sich, einen Psychiater aufzusuchen, weil sie und ihre Familie davon überzeugt waren, dass bei ihr kein psychisches Problem bestehen könne. Vielmehr glaubten alle felsenfest, dass sie »trotz ihrer Krankheit« sehr glücklich sei.

Das ist ein extremes Beispiel dafür, wie bestimmte Arrangements, so merkwürdig sie Außenstehenden erscheinen mögen, allen Beteiligten »passen« können. Im beschriebenen Fall war der Preis für die übermäßige Nähe der Familie, dass Jackie Rückschmerzen bekam. Dieses Symptom ermöglichte es ihr, in der Familie zu bleiben und gleichzeitig die Erwartung ihrer Eltern zu erfüllen – nämlich zu heiraten. Aber was steckte wirklich hinter den Rückenschmerzen? Jackie und ihr Mann teilten ihrer Familie auf indirekte Weise mit, dass der Rückenschmerz sie an einer sexuellen Beziehung hinderte. (Sexualität und eigene Kinder hätten ihnen eine separate Identität als Paar gegeben.) Jackies Rückenproblem erwies sich als nützlich für die Aufrechterhaltung des Status quo einer glücklichen Familie mit einer verheirateten Tochter, die zu Hause lebte. Diese Familie fand für sich eine »Lösung«, die alle Beteiligten zufriedenstellte.

Dieses Phänomen erklärt, warum einige körperliche Symptome so schwer zu heilen sind. Zu einem späteren Zeitpunkt, wenn Jackie und Peter bereit sind, wirklich ein Paar zu werden, könnte eine ostheopathische Behandlung oder eine Massage zum Katalysator für eine Veränderung werden. Und welche Möglichkeiten bestehen, Jackie jetzt zu helfen? Es mag paradox erscheinen, aber es ist auch verständlich, dass die Jackies – oder Peters – dieser Welt oft lieber ihre Rückenschmerzen behalten oder in ihren Ursprungsfamilien bleiben, bis sie sich bereit fühlen, sich von ihnen zu lösen.

Nun ist dieses Beispiel vielleicht etwas extrem, aber viele von uns leben in ähnlichen Konstellationen. Insbesondere wenn wir eine glückliche Kindheit hatten, fühlen wir uns unseren Ursprungsfamilien verbunden. Wir träumen davon, dass alle in einer großen Familie zusammenleben. Zwar würden wir uns wahrscheinlich wünschen, weniger gebunden zu sein als Jackie und Peter, doch würden wir den Kontakt zu unseren Familien sicherlich aufrechterhalten.

Übung 17: Untersuchen Sie Ihre emotionale Distanz

Dieses kleine Experiment hilft Ihnen festzustellen, wie stark Sie und Ihr Partner mit Ihren jeweiligen Ursprungsfamilien verbunden sind. Führen Sie mit Hilfe der folgenden Fragen monatlich eine Bewertung durch:

	Partner A	Partner B
Wie viele Besuche? Wer besucht wen?		
Wie viele Telefonanrufe? Wer ruft wen an?		
Wieviel Geld wird verliehen oder verschenkt? Wer leiht oder schenkt wem?		
Wie viele Ratschläge werden gegeben? Wer rät wem?		
Wie viele Einflussnahmen? Wer beeinflusst wen?		
Wie viele Stunden wird über die Familie nachgedacht?		

Vergleichen Sie nun Ihre Resultate mit denjenigen Ihres Partners und diskutieren Sie mit ihm darüber, ob das Ergebnis Sie überrascht und ob es notwendig ist, etwas daran zu ändern.

Finanzielle Abhängigkeit kann es schwierig machen, sich abzunabeln. Reiche Schwiegereltern können ein Segen sein, aber auch ein Fluch. Wenn Ihre Schwiegereltern ein »Anhängsel« Ihrer Ehe sind, kann das auf die Dauer sehr unangenehm werden. Es kann sogar im Laufe der Zeit so große Spannungen hervorrufen, dass Sie gezwungen sind, entweder die elterlichen Geldgeschenke oder die Beziehung aufzugeben.

Übung 18: Sich abnabeln

Wenn Sie das Gefühl haben, dass Sie selbst oder Ihr Partner zu eng mit Ihren/seinen Eltern verbunden sind:

- Teilen Sie Ihrem Partner Ihre Bedenken mit.
- Diskutieren Sie mit Ihrem Partner darüber, ob der Kontakt zu den (Schwieger-)Eltern oder die Abhängigkeit von ihnen reduziert werden sollte.
- Einigen Sie sich darüber, wie das Verhältnis zu den Eltern im Idealfall aussehen sollte, und denken Sie darüber nach, welchen ersten kleinen Schritt Sie auf dieses Ziel hin tun könnten.
- Versuchen Sie, die Reaktion der Familie auf diese Bemühungen vorauszusagen.
- Denken Sie darüber nach, wie Sie mit dieser Reaktion umgehen wollen – beispielsweise ob Sie nachgeben, einen Kompromiss schließen oder bei Ihrem Standpunkt bleiben wollen.
- Planen Sie die nächsten (kleinen) Schritte.
- Sagen Sie die Reaktionen der Familie voraus und überlegen Sie, wie Sie damit umgehen wollen.
- Legen Sie eine realistische Zeitspanne fest, in der Sie die gewünschte Unabhängigkeit erreichen wollen.

Anmerkung: Beide Partner müssen sich über die Anwendung dieser Strategie grundsätzlich einig sein, und sie müssen gleichermaßen bereit sein, sie in die Tat umzusetzen.

Die Partnerwahl wird häufig stark von beiden Ursprungsfamilien beeinflusst, wobei diese hoffen, dass der Partner, den ihr Kind wählt, die bestehenden Familienbindungen noch verstärken wird. Doch die meisten Menschen entwachsen ihren Familien irgendwann, und manchmal wird dieser Prozess durch den Partner beschleunigt. Wenn der Mann den Eltern der Frau nicht gefällt, kann er zu einem Keil zwischen der Frau und ihren Eltern werden und wissentlich oder unwissentlich ihre Beziehung zur eigenen Familie verändern.

Dies kann für die Frau eine bequeme Möglichkeit sein, sich von ihrer Ursprungsfamilie zu lösen, indem sie dem »bösen Ehemann« die Schuld daran zuschiebt. Überlässt sie es ihrem Mann, den Kampf mit ihrer Familie auszutragen, wird sie zur unschuldigen Zuschauerin, und dem Schwiegersohn wird die ganze Schuld angelastet.

Dies ist eine Möglichkeit, sich dem fast magnetischen Sog zu widersetzen, der von einigen Familien ausgeht. Doch nicht viele Schwiegersöhne und Schwiegertöchter übernehmen gern die Rolle des »Keils« in der Familie. Dies lässt sich vermeiden, wenn der Partner einen Teil der Verantwortung dafür übernimmt, Distanz zu wahren.

Im Schatten der Mutter

Merkwürdigerweise versuchen oft ausgerechnet die Männer, die das Gefühl haben, dass ihre Mutter sich nicht genügend um sie gekümmert hat, mit dieser Enttäuschung fertig zu werden, indem sie ihre Mutter idealisieren. Gibt es eine bessere Möglichkeit, die eigene Mutter auf ein Podest zu stellen, als eine Frau zur Partnerin zu wählen, die der Mutter nicht »das Wasser reichen kann« (oder will)?

Wenn der Mann sieht, wie seine Frau versagt, erscheinen ihm die Mängel seiner Mutter weniger schwerwiegend. Der gute Sohn (und schlechte Ehemann) kann sich damit trösten, dass alle Frauen mehr oder weniger unzulänglich sind, wobei seine Mutter offenbar nicht einmal die Schlechteste in diesem ganzen Haufen war! Angesichts der alltäglichen Querelen mit seiner in seinen Augen nörglerischen Frau erscheint seine Mutter in einem geradezu rosigen Licht. Außerdem kann er es durch sein Verhalten vermeiden, seine Mutter direkt kritisieren zu müssen, da seine Frau dies für ihn übernimmt. Ohne sich darüber im Klaren zu sein, ist sie zu seinem Sprachrohr geworden.

Über längere Zeit solchen verzerrenden Vergleichen ausgesetzt zu sein kann sehr frustrierend wirken. Und je mehr der Mann seine Mutter lobt, umso schlechter macht seine Frau die Mutter wahrscheinlich. Eine solche Blockadesituation kann die Frau überwinden, indem sie es übernimmt, die Mutter des Mannes zu loben – auch wenn ihr dies sehr schwer fällt. Indem sie auf die Stärken ihrer Schwiegermutter hinweist, statt ihre Schwächen hervorzuheben, und indem sie ihre Aktivitäten verteidigt, verändert sie die Situation völlig. Der loyale Sohn widerspricht derartigen Äußerungen kaum, sondern begegnet ihnen höchstens mit Misstrauen, und möglicherweise bringt er irgendwann auch seine eigene Kritik an seiner Mutter zum Ausdruck.

Übrigens ist dieses »Schwiegermutterproblem« ein sehr typisches und stereotypes Szenario. Ähnliche Szenarien, bei denen es um Ehemänner und deren Schwiegerväter geht, sind ebenso verbreitet.

Vierter Akt: Veränderungen in einer Partnerschaft

Es gab einmal eine Zeit, da war sie 20, und er war 40. Sie war, wie er sagte, »jung und unerfahren«, und sie hielt ihn für »klug und hilfsbereit«. Er hatte zwei gescheiterte Ehen hinter sich und drei Kinder. Sie hatte ihre beiden Eltern verloren. Er war Dozent und sie Studentin. Sie bestand ihr Examen etwa zu der Zeit, als sie auch den Test bestand, seine Frau zu werden. Sie schaute zu ihm auf und tat, was er wollte. Er schaute auf sie herab und sorgte für sie, insbesondere wenn sie krank war. Sie versicherten einander oft, wie gut sie zueinander passten.

Manchmal suchen wir uns Menschen als Partner, die wir in unserer Überheblichkeit als uns unterlegen betrachten. Das Selbstwertgefühl von Professor Higgins in George Bernard Shaws *Pygmalion* basierte sicherlich in beträchtlichem Maße auf diesem Effekt. Statt eines »aufregenden« Partners einen zu wählen, der »nicht bedrohlich« ist, mag eine Zeitlang beruhigend wirken – bis die alltägliche Langeweile einsetzt und man über einen abenteuerlustigeren Partner zu phantasieren beginnt.

Zwanzig Jahre vergingen. Sie war nun 40 und er 60. Sie war zu einer »militanten Feministin« geworden, wie er es nannte, und er war nach ihrer Auffassung das »Musterbeispiel eines männlichen Chauvinisten«. Sie hatten mittlerweile zwei Kinder, die studierten, und ein Kind, das noch die Schule besuchte. Sie hatte eine gute Vollzeitstelle. Er hatte gerade ein Frühpensionierungsangebot angenommen. Sie erstrahlte in voller Blüte. Er war depressiv. Je mehr sie strahlte, umso depressiver wurde er. Ihr gefiel es, sich um ihn zu kümmern, wenn er depressiv war. Wenn er nicht depressiv war, fand sie ihn unerträglich und fordernd.

Beziehungen verändern sich im Laufe der Zeit. Wenn nur einer der beiden Partner sich verändert, entsteht ein Ungleichgewicht, welches das Boot der Ehe zum Kentern bringen kann, wenn nicht daran gearbeitet wird, es zu beseitigen. Lehrer-Schüler-Beziehungen kommen zwar häufig vor, doch sind sie nur selten erfolgreich. Die meisten Studenten werden irgendwann erwachsen, und alle Lehrer müssen irgendwann in den Ruhestand treten.

Fade und stereotype Ehen

Nach den anfänglichen Anpassungsschwierigkeiten und Verhandlungen kommt es nicht selten vor, dass Paare ihre Beziehung viele Jahre lang »auf Autopilot« laufen lassen. Das mag praktisch sein, da beide Partner mit den alltäglichen Abläufen immer vertrauter werden. Die Familienmaschinerie läuft reibungslos und erfordert nur gelegentlich ein wenig Feintuning.

Wenn die Partner allerdings das Gefühl haben, von der Beziehung »ferngesteuert« zu werden, statt selbst darüber bestimmen zu können, was geschieht, erscheinen ihnen die etablierten Rollen weniger akzeptabel. Auch wenn dies für Außenstehende klar zu erkennen ist, ist es für die an der Beziehung Beteiligten nicht immer offensichtlich.

Übung 19: Ist die Ehe, in der Sie leben, stereotyp?

- Fügen Sie in der jeweils zutreffenden Rubrik für Mann und Frau ein Kreuz ein.

	Mann	Frau
Wer bringt den Müll hinaus?		
Wer bügelt?		
Wer kocht am häufigsten?		
Wer putzt die Toilette?		
Wer reinigt die Abflüsse?		
Wer hat mit höherer Wahrscheinlichkeit Kopfschmerzen, wenn der andere Sex will?		
Wer verweist am häufigsten auf seine Mutter, um zu untermauern, wie bestimmte Dinge gemacht werden sollten?		
Wer hat den größten Einfluss auf die Finanzen?		
Wer wechselt Glühbirnen und Sicherungen?		
Wer kann besser Auto fahren?		
Wer hat gewöhnlich Recht?		
Wessen Vorstellungen werden meist in die Tat umgesetzt?		

- Machen Sie Ihr Kreuz dort, wo Ihr Partner es machen würde. Wie erklären Sie sich Abweichungen (falls es welche gibt)?
- Entscheiden Sie nun, ob Sie Ihre Ehe für stereotyp halten. Wenn ja, macht Ihnen das etwas aus?
- Denken Sie darüber nach, was geschehen würde, wenn Sie einige Ihrer Rollen oder Aufgaben verändern würden.
- Sprechen Sie mit Ihrem Partner darüber. Sie könnten damit experimentieren, dass Sie die Rollen jeden zweiten Tag vertauschen – um keine zu radikale Änderung vorzunehmen.

Eine Warnung: Wenn vertraute Rollen zu schnell verändert werden, kann dies eine Beziehung aus dem Gleichgewicht bringen!

Das vage Gefühl, dass keineswegs alles in Ordnung ist, bringt manchmal einen der beiden Partner dazu, sich zu fragen, ob die eingespielten Rollen vielleicht allmählich fade und stereotyp werden. Übung 19 soll Ihnen helfen herauszufinden, ob Sie sich in einer solchen stereotypen Beziehung befinden.

Dabei ist zu bedenken, dass eine eheliche Situation, die für ein bestimmtes Paar langweilig und stereotyp ist, von einem anderen als glücklich empfunden werden kann. In unserer Gesellschaft gibt es zahlreiche Geschlechts- und Rollenstereotype, und für einige unter uns ist es wichtiger, sich politisch korrekt zu verhalten, als für andere. Manchmal kann politische Korrektheit selbst zu einem lähmenden Stereotyp werden.

Von der Zweisamkeit zur Dreisamkeit: Das erste Kind

Napoleon Bonaparte sagte gegen Ende seines Lebens, es sei schrecklich zu sterben, wenn man keine Kinder habe. Viele Menschen empfinden es als wichtig, sich fortzupflanzen, ihre Gene, ihre Erfahrung und ihren guten (oder schlechten) Rat weiterzugeben. Der Wunsch, einen Teil der eigenen Person in einem anderen Menschen weiterleben zu sehen, mag egoistisch wirken, doch ist das nur ein Teilaspekt.

Übung 20: Welche Vor- und Nachteile hat es, ein Baby zu bekommen?

Es folgen einige Fragen, die Sie sich selbst und Ihrem Partner stellen können, um herauszufinden, wie es sich auf Ihre Beziehung auswirken könnte, ein Baby zu bekommen oder nicht. (Einige Fragen haben bei Partnern mit unterschiedlichem kulturellem Background sowie bei homosexuellen und lesbischen Paaren einen anderen Stellenwert. Beispielsweise kann ihre Entscheidung durch die Gefahr rassischer und sexueller Diskriminierung beeinflusst werden.)

- Wie wird es sich auf unsere Beziehung auswirken, wenn wir keine Kinder bekommen?
  - Stellen Sie alle positiven Auswirkungen zusammen.
  - Stellen Sie alle negativen Auswirkungen zusammen.
- Wie wird es sich auf unsere Beziehung auswirken, wenn wir Kinder bekommen?
  - Stellen Sie alle positiven Auswirkungen zusammen.
  - Stellen Sie alle negativen Auswirkungen zusammen.
- Welche Vor- und Nachteile hätte eine Schwangerschaft zum aktuellen Zeitpunkt?
  - Nennen Sie die Vorteile.
  - Nennen Sie die Nachteile.

- Was wäre besser/schlechter, wenn sie zwölf Monate später einträte?
  - Nennen Sie die Vorteile.
  - Nennen Sie die Nachteile.
- Wie sähe unsere augenblickliche Situation aus, wenn wir schon Kinder hätten?
- Wie könnten Vorurteile und Diskriminierung sich auf unsere Beziehung und auf das Glück unseres Kindes auswirken?

Anmerkung: Beide Partner können diese Fragen individuell beantworten und die Antworten anschließend miteinander vergleichen. Oder das Paar versucht, die Fragen gemeinsam zu beantworten. Werden die Fragen von beiden Partnern getrennt durchgearbeitet, können große Abweichungen zutage treten, die manchmal zu einer fruchtbaren, aber eventuell auch heftigen Diskussion führen.

P. S.:

- Falls Sie immer noch unentschlossen sind: Wollen Sie die Entscheidung dem Zufall überlassen? Warum?
  - Nennen Sie die Vorteile.
  - Nennen Sie die Nachteile.
- Was würden Sie im Falle einer ungeplanten Schwangerschaft tun?

Die Entscheidung für ein Baby

Viele Paare sehen das Elternwerden als Krönung ihrer Beziehung an – als ein greifbares Zeichen ihrer Liebe. Für sie steht der Fortpflanzungstrieb für den Wunsch, nicht nur sich selbst, sondern auch den Partner nachzubilden. Für einen anderen Menschen sorgen zu wollen ist ein natürliches Bedürfnis, und viele Menschen sind von der Natur mit einer Neugier auf das Leben und seine Entwicklung beschenkt. Selbst ein Kind zu bekommen ist eine Möglichkeit, dieses Mysterium zu begreifen und dem eigenen Leben einen Sinn zu geben.

Allerdings beschließen Paare auch aus vielen anderen Gründen, ein Kind zu bekommen; einige sind ihnen bewusst, andere nicht. Welche Gründe Sie auch dafür haben mögen, Babys zu bekommen, das rationale Denken spielt dabei immer nur teilweise eine Rolle; wenn Sie sich gegen Kinder entscheiden, verhält es sich genauso. Viele Paare nennen sehr überzeugende Argumente dafür, weshalb es grausam sei, in »so eine Welt« ein Kind zu setzen, wobei sie auf die Umweltverschmutzung, die Klimakatastrophe, Kriege und Nahrungsmittelknappheit verweisen. Wer könnte dies alles bestreiten? Und wer würde der Auffassung widersprechen, dass das Letzte, was ein Paar braucht, dessen Beziehung im Argen liegt, ein Baby ist?

Weniger häufig offen genannte Gründe für die Entscheidung gegen eine Schwangerschaft sind unter anderem: Angst vor der Festlegung, die mit der Geburt eines Kindes verbunden ist; schlechte Erfahrungen als Kind in der eigenen Ursprungsfamilie; Angst davor, die elterlichen Pflichten nicht adäquat erfüllen zu können.

Wie die Entscheidung letztendlich auch ausfallen mag, die meisten Paare (und dies gilt auch für viele homosexuelle und lesbische Paare) wägen ab, was für und was gegen ein Baby spricht. Aber auch Unentschlossenheit bei einer so wichtigen Entscheidung ist durchaus verständlich. Die Ankunft eines Babys verändert das Leben eines Paares grundlegend und hat einen gewaltigen Einfluss auf die Beziehung der beiden Partner.

An einem Baby wachsen

Einige Menschen entscheiden sich nur deshalb für eine Schwangerschaft, weil sie sich langweilen. Ein Baby, so meinen sie, könnte ihrem öden Leben einen Sinn geben. Diese Begründung mag uns im ersten Moment unzureichend erscheinen, doch gibt es viele Mütter und Väter ohne besonders ausgeprägte Lebensziele, die ihre wahre Berufung in der Elternschaft finden. Damit verbunden ist oft der Wunsch, sich als erwachsen zu präsentieren. Junge Menschen denken manchmal darüber nach, ein Kind zu zeugen, weil sie erwachsen und in der Lage sein wollen, wichtige Entscheidungen selbstständig zu treffen.

Früh ein Baby zu bekommen kann auch mit dem Wunsch zusammenhängen, Schule und Ausbildung hinter sich zu lassen. Das Baby vermag die dadurch entstehende Lücke zu füllen. Es kann den Betreffenden selbst und ihren Eltern zeigen, dass doch irgendetwas an ihnen gut sein muss. Und in vielen Fällen verstärkt der Widerstand der Eltern sogar den Wunsch des Teenagers, schwanger zu werden.

Das Baby als Kompensation

Ohne dass es den Betreffenden bewusst ist, kann die Entscheidung für ein Baby ihren Wunsch zum Ausdruck bringen, sich um einen anderen Menschen so zu kümmern, wie man selbst es nie erfahren hat. Vielleicht wollen sie ihren Eltern vor Augen führen, dass diese versagt haben, und ihnen zeigen, dass man es besser machen kann. Das Bedürfnis, dies den Eltern zu vermitteln, kann zu einem regelrechten Kreuzzug werden, wobei die Bedürfnisse des Babys manchmal in den Hintergrund treten.

Peter, das mittlere Kind der Familie, fühlte sich ständig übergangen. Er glaubte, die Eltern seien mehr an seinen beiden Schwestern interessiert; seit seinem zwölften Lebensjahr hatte er sich geschworen, dass er die elterlichen Pflichten später einmal wesentlich besser erfüllen wollte, als seine Eltern es bei ihm getan hatten. Seine Eltern versuchten ihm klarzumachen, dass sie ihn ebenso liebten wie ihre beiden anderen Kinder; doch Peter war sich sicher, dass er es später einmal besser machen würde als sie. Er wollte drei Kinder haben und sie alle gleich gut behandeln, wobei er insbesondere das Wohl des mittleren Kindes im Auge behalten wollte.

Als er seine erste Freundin schwängerte, war er erst 16, und im Alter von 20 Jahren war er schon stolzer Vater von drei Kindern. Seine Eltern waren erstaunt über sein Engagement als Vater und konnten ihm keinen Fehler nachweisen. Peter hingegen erinnerte sie ständig an ihre Fehler und daran, dass sie nach seiner Auffassung ihr jüngstes Kind verwöhnt hatten. Er sorgte dafür, dass sich dies in seiner eigenen Familie nicht wiederholte, bis seine Frau irgendwann ihre Besorgnis darüber zum Ausdruck brachte, dass er das jüngste Kind vernachlässigte.

Die tatsächlichen oder auch nur eingebildeten »Fehler« der Vergangenheit ausbügeln zu wollen kann einen Menschen dazu bringen, so schnell wie möglich selbst Vater oder Mutter werden zu wollen. Wenn das Baby dann geboren ist, wird solchen jungen Menschen meist schnell klar, dass es gar nicht so leicht ist, die elterlichen Aufgaben gut zu erfüllen. Die jungen Eltern sehen die Bemühungen ihrer eigenen Eltern plötzlich in einem positiveren Licht und relativieren ihre Kritik.

Das Baby als »Alleskleber«

Wenn eine Beziehung in einer Krise steckt, suchen beide Partner nach Lösungsmöglichkeiten. Manchmal erscheint ihnen dann ein gemeinsames Kind als Chance, die im Beziehungsalltag verloren gegangene Nähe wiederherzustellen. Manchen Paaren ist klar, dass diese Motivation dem Baby nicht gerecht wird, doch wenn eine Trennung droht, verhalten Menschen sich selten rational. Das Baby soll alles kitten, noch bevor es sprechen kann – was für eine gewaltige Verantwortung!

Warum verhalten Menschen sich so? Ist es die Angst vor dem Alleinsein, genährt durch die jahrelange »Gehirnwäsche« der eigenen Eltern, die ihren Kindern einzuimpfen versucht haben, das wichtigste Ziel im Leben eines Menschen müsse sein, eine Familie zu gründen? Wir hören häufig von Frauen, die schwanger werden, um einen Mann zu einer dauerhaften Beziehung zu bewegen. Allerdings hoffen auch viele Männer, ihre Geliebte an sich zu binden, indem sie sich bereiterklären, ihr das Baby zu »schenken«, das sie unbedingt haben will. Sie selbst sind nicht sonderlich an einem Baby interessiert, aber um mit ihrer Partnerin zusammenbleiben zu können, fügen sie sich eben. Doch der Versuch, eine instabile Beziehung durch eine Schwangerschaft zu kitten, ist nur selten von Erfolg gekrönt.

Übung 21: Der Welpentest

Der Umgang mit einem Haustier kann in dieser Hinsicht sehr aufschlussreich sein. Sich um einen Welpen zu kümmern ist eine Vollzeitbeschäftigung und konfrontiert die Besitzer mit einigen Freuden und Belastungen, die auch angehende Eltern erwarten: von der Ernährung bis zur Erziehung; von Reinigungsarbeiten bis hin zu schlaflosen Nächten ... Der Kauf eines Hundebabys und seine Pflege kann eine gute Vorbereitung auf ein Baby sein.

- Sprechen Sie mit Ihrem Partner darüber,
  - ob Sie gemeinsam einen Hund kaufen sollten,
  - wenn ja, von welcher Rasse und wie alt das Tier sein sollte,
  - wann der beste Zeitpunkt dazu wäre,
  - wer sich um den Hund kümmern würde,
  - wer ihn füttern würde,
  - wer mit ihm Gassi gehen würde,
  - wer sich um ihn kümmern würde, wenn Sie arbeiten,
  - wie sich dies auf Ihre Urlaubspläne auswirken würde,
  - welchen Einfluss es auf Ihre sozialen Kontakte hätte.
- Entscheiden Sie nun, ob Sie tatsächlich einen Hund kaufen wollen.
- Multiplizieren Sie alle Freuden und Belastungen, die Sie auf sich zukommen sehen, mit hundert und malen Sie sich aufgrund des Ergebnisses aus, wie es Ihnen ergehen würde, wenn Sie ein Baby bekämen!

Ein Baby als Geschenk an die eigenen Eltern

Manche Eltern können es gar nicht erwarten, Großeltern zu werden; ihr Wunsch, ein Enkelkind zu bekommen, setzt ein junges Paar manchmal so sehr unter Druck, dass es sich schließlich verpflichtet fühlt, den eigenen Eltern ein Baby zu »schenken«. Dies mag die Großeltern über die Aussicht hinwegtrösten, ihr eigenes erwachsenes »Kind« zu verlieren. Dass ein Kind durch ein Enkelkind ersetzt wird, kommt in Familien sehr häufig vor. Wenn die Kinder selbst das Elternhaus verlassen, das leere Nest jedoch mit einem neuen »Küken« füllen, halten sie die Verbindung zu ihren eigenen Eltern aufrecht und geben den Großeltern die Möglichkeit, sich weiterhin bei der Kindererziehung nützlich zu machen.

Das Baby ist ein »Geschenk« an die Großeltern, und es erzeugt neue Abhängigkeiten.

Die Loyalität einer Tochter ihrer eigenen Mutter gegenüber ist eine Sache. Doch wo bleibt dabei der zukünftige Vater? Hat er Einfluss darauf, wie das Kind aufgezogen wird? Wenn die beiden Partner kaum die Möglichkeit haben, miteinander darüber zu diskutieren, was *sie* wollen, und einen entsprechenden Entschluss zu fassen, dann ist das sicher kein guter Anfang. Alte Geschichten beeinflussen die neu entstehende Familie, mit der Folge, dass das Kind mit zwei Müttern aufwächst, nämlich seiner Mami und der Omi; und dadurch entsteht viel Raum für Konfusion und Rivalität.

Familiärer Druck kann in zwei Richtungen wirken: Einige Menschen geben ihm nach, andere kämpfen dagegen und tun genau das Gegenteil von dem, was von ihnen erwartet wird. Familien können subtilen und weniger subtilen Druck auf ihren Nachwuchs ausüben, und dies kann extrem unangenehm werden, insbesondere wenn sie sich dabei auf familiäre Traditionen wie die folgenden berufen:

- Wenn das Paar nicht innerhalb eines Jahres nach der Hochzeit ein Kind gezeugt hat, stimmt irgendetwas nicht.
- Kinder sind für jede Frau die Erfüllung.
- Großmütter müssen jungen Müttern beibringen, wie man mit Babys umgeht.
- Jeder Mensch verdient es, Enkelkinder zu bekommen.

»Lebenslänglich« mit einem Baby

Wie wir gesehen haben, sind die Gründe, aus denen Paare Babys bekommen oder auch nicht, nie eindeutig. Ein Kind aufzuziehen erscheint manchen wie eine lebenslängliche Freiheitsstrafe – als eine Verengung des Horizonts und nicht als Chance, ihn zu erweitern. Diejenigen unter uns, die Angst davor haben, sich auf langfristige Verpflichtungen einzulassen, sollten darüber noch einmal nachdenken und dabei vor allem berücksichtigen, dass es oft eine Frage des richtigen Zeitpunktes ist: Was zu einer bestimmten Zeit im Leben wie lebenslängliche Freiheitsberaubung erscheint, kann in einer anderen Phase schon weniger bedrohlich wirken.

Hinter der Angst vor Festlegung kann sich die Angst verbergen, man werde kein guter Vater oder keine gute Mutter sein. Diese Angst ist zwar manchmal irrational, doch basiert sie häufig auf früheren Erlebnissen – guten wie schlechten.

Die eigenen Eltern zu idealisieren und sich mit ihnen zu vergleichen kann gefährlich sein (zum Glück gibt es keine perfekten Eltern, und »fast« perfekte Eltern geben ihren Kindern gewöhnlich so viel Selbstvertrauen mit auf den Weg, dass diese sich zutrauen, selbst gute Eltern zu sein). Wenn Menschen darauf fixiert sind, ihre Eltern als generell gut oder generell schlecht anzusehen, lähmt sie das so, dass sie nicht mehr entscheiden können, ob sie selbst Eltern werden wollen oder nicht. In solchen Fällen kann es sinnvoll sein, sich eingehender mit der Vergangenheit zu beschäftigen – wobei allerdings alte Wunden wieder aufbrechen können. Einen idealisierten Elternteil von seinem Podest zu holen oder an einem Elternteil, den man bisher immer abgelehnt hat, plötzlich etwas Gutes zu entdecken, kann sehr schmerzhaft sein, aber es kann andererseits auch der eigenen Entwicklung zugute kommen und es ermöglichen, Entscheidungen über das eigene Leben zu treffen.

Die Schwangerschaft und ihre Auswirkungen auf die Beziehung

Wenn ein Paar sich entschließt, ein Baby zu bekommen, und wenn Mutter Natur ihm diesen Wunsch erfüllt, beginnt eine neue Phase des Zusammenlebens. Paare reagieren sehr unterschiedlich auf Schwangerschaften. Bei einigen scheint sich nicht viel zu ändern – abgesehen davon, dass der Bauch der werdenden Mutter immer dicker wird. Es ist fast so, als hätten die Partner vergessen, was bald geschehen wird. Der andere Extremfall ist der des »schwangeren Paares«, das völlig besessen an der Entwicklung des Fötus Anteil nimmt und ständig in Sorge um die eigene Gesundheit und die richtige Ernährung ist. Das ungeborene Kind wird mit bestimmten Musikstücken »beschallt«, und nachts reden die Eltern mit ihm. Für solche angehenden Eltern ist das Baby schon lange vor seiner Geburt eine ganz konkrete Person.

Das Verhalten der meisten Paare liegt irgendwo zwischen diesen beiden Extremen. Der heranwachsende Fötus ist für sie eine Realität. Sie hören seinem Herzschlag zu, spüren ihn und fangen an, für ihn das Nest zu bauen. Manche Schwangerschaften verlaufen problemlos, viele aber auch nicht. In jedem Fall können sie die Beziehung der werdenden Eltern stark belasten.

Weibliche und männliche Launen

Es ist allgemein bekannt, dass Schwangere die ungewöhnlichsten Gelüste entwickeln. Solche Eigenheiten sind konkrete Zeichen für Veränderungen im Körper, die meist durch Hormone ausgelöst werden. Derartige Heißhungerattacken können sehr heftig sein, und wenn der Partner sich weigert, das begehrte Nahrungsmittel herbeizuschaffen, wird ihm dies manchmal als mangelnde Bereitschaft, sich in der Vaterrolle zu engagieren, ausgelegt. Verständnisvoll, mitfühlend und verbindlich zu sein ist die einzige Möglichkeit, mit solchen Anfällen umzugehen, ganz gleich, wie spät in der Nacht sie auftreten mögen!

Doch auch Männer haben ihre mitternächtlichen Launen, die sich allerdings gewöhnlich auf ein einziges, absolut grundlegendes Bedürfnis konzentrieren: Sex. Während der Fötus heranwächst, werden einige Männer sehr sensibel, wenn nicht sogar eifersüchtig, und treten der werdenden Mutter gegenüber fordernder auf. Wenn diese dann nicht an Sex interessiert ist, wirft der Mann ihr gern vor, das Baby sei ihr »wichtiger« als er – und gibt ihr einen kleinen Vorgeschmack darauf, was nach der Geburt des Kindes auf sie zukommen wird.

Eine Schwangerschaft kann für beide Partner eine sehr schwierige Zeit sein, da neuartige Bedürfnisse auftreten und alte nicht mehr ausreichend befriedigt werden. Viele Paare finden jedoch Möglichkeiten, einander Zugeständnisse zu machen und Kompromisse zu finden. Bei anderen wird die Frustration immer größer, da beide Beteiligte das Gefühl haben, dass ihre Bedürfnisse nicht erfüllt werden. Leider wird über solche Veränderungen selten offen geredet.

Das Nest bauen – oder auch nicht

Die Vorbereitung auf den Neuankömmling ist für die meisten Paare ein wichtiger Prozess. Das Kinderzimmer zu streichen, die Babyausstattung zu kaufen und Kleider auszusuchen sind nur einige konkrete Punkte, die dabei eine Rolle spielen. Dadurch bringen die werdenden Eltern zum Ausdruck, dass sie das baldige Eintreten einer weiteren Person in ihr Leben als Tatsache akzeptieren und dass ihnen klar ist, dass sie für sie emotionalen und physischen Raum schaffen müssen.

Alleinstehenden Müttern fällt es oft wesentlich schwerer, sich auf die Geburt vorzubereiten. Manchmal müssen sie zu diesem Zweck die Unterstützung ihrer Ursprungsfamilie in Anspruch nehmen. Wohnt die werdende Mutter bei ihren Eltern, muss sie eventuell mit deren ständigen guten oder schlechten Ratschlägen fertig werden (was Erinnerungen daran weckt, wie sie selbst als Kind von ihren Eltern behandelt wurde), oder sie begibt sich in neue Abhängigkeiten. Andererseits kann ein Arrangement dieser Art auch ein sehr positives Erlebnis sein. Mutter und Tochter treten in eine neuartige Beziehung zueinander, das Erlebnis der Mutterschaft bringt sie einander näher, da sie auf diese Weise ihre Eindrücke vergleichen können und über Probleme, die sie früher miteinander hatten, in einem neuen Zusammenhang reden können.

Wenn Paare ein Baby adoptieren wollen, sind auch viele andere Punkte wichtig, von denen hier nur einige erwähnt werden können. Angehende Adoptiveltern haben gewöhnlich viel Energie darauf verwenden müssen zu beweisen, dass sie wirklich ein Baby haben wollen und dass sie in der Lage sind, ihm ein gutes Zuhause zu bieten. Die Überprüfung dieser Voraussetzungen hat oft lange gedauert, und oft sind Hoffnungen aufgeflammt, aber ebenso schnell wieder in sich zusammengefallen.

Adoptiveltern sind manchmal jahrelang »in Rufbereitschaft«, und es ist für sie sehr schwierig herauszufinden, wann sie Raum für ein neues Familienmitglied schaffen sollen. Bei ihnen entfällt die neunmonatige »Vorwarnzeit«. Stattdessen tritt das Baby meist ganz plötzlich in ihr Leben, und die Adoptiveltern müssen ihr Privat- und Berufsleben oft von einem Tag auf den anderen auf die neue Situation einstellen. Dies kann die Beziehung eines solchen Paars sehr stark belasten. Allerdings werden die meisten Adoptiveltern sehr gut mit dieser Situation fertig, weil sie sich manchmal schon seit Jahren nach einem Baby sehnen.

Elterliche Ängste

Die Angst davor, das noch nicht geborene Baby zu verlieren, kennen fast alle angehenden Eltern. Deshalb sind viele von ihnen in der ersten Schwangerschaft der Frau sehr vorsichtig, und der Mann bemüht sich, sie auf jede erdenkliche Art zu beschützen. Manchmal geht das so weit, dass er ihr Vorschriften darüber macht, was sie essen und dass sie gesünder leben soll, was häufig zu Streitigkeiten führt.

Die Ängste, die Eltern haben, hängen häufig mit früheren Erlebnissen zusammen. Wie wir heute wissen, muss eine Frau, die aus einer Familie stammt, in der viele Fehlgeburten vorgekommen sind, damit rechnen, dass auch sie dieses Schicksal ereilen könnte. Wenn sie selbst nach einer Reihe von Fehlgeburten oder sogar nach einer Totgeburt geboren wurde, macht sie sich vielleicht Gedanken darüber, warum sie am Leben geblieben ist und ihre Geschwister nicht. Falls sie über diese Dinge nicht mit ihrem Partner redet, wundert dieser sich möglicherweise über ihre Traurigkeit oder wird vielleicht sogar wütend, weil sie in einer Zeit, in der sie eigentlich glücklich sein sollte, bedrückt ist.

Andere angehende Eltern stellen fest, dass ihre Gefühle im Laufe der Schwangerschaft immer ambivalenter werden. Wenn sie anfangen, sich gehen zu lassen, kann dies darauf hindeuten, dass ihnen das Baby gleichgültig ist. Eventuell versucht die Frau unbewusst, durch übermäßiges Trinken und Rauchen das Baby loszuwerden. Oft entstehen dadurch zwischen ihr und ihrem Partner Spannungen, weil er sie zu einer gesünderen Lebensweise anzuspornen versucht. Steht er der Ankunft des Kindes hingegen ambivalent oder sogar negativ gegenüber, kann es sein, dass er bewusst oder unbewusst seine Partnerin vernachlässigt oder sogar Dinge tut, die dem Ungeborenen schaden könnten.

Schwangerschaftsabbruch

Paare sprechen häufig darüber, was sie tun sollen, wenn sich herausstellt, dass das heranreifende Kind missgebildet oder behindert ist. Die heutige Pränataldiagnostik kann sowohl Ängste erzeugen als auch zerstreuen. Doch generell ist es wohl eher als positiv zu betrachten, dass sich Paare heute frühzeitig damit auseinandersetzen können, ob sie eine Schwangerschaft abbrechen wollen, falls festgestellt wurde, dass das Kind mit hoher Wahrscheinlichkeit behindert ist.

Paare ringen aber auch noch mit vielen anderen Fragen. Beispielsweise kommt es vor, dass sie sich zwar seit Jahren ein Baby wünschen, ihnen aber der jetzige Zeitpunkt unpassend erscheint, weil die Ankunft des Babys sich nur schwer mit beruflichen Interessen oder mit den aktuellen Prioritäten des Partners in Einklang bringen lässt.

Geht es um Entscheidungen, die große Veränderungen des gemeinsamen Lebens zur Folge haben – und dazu zählt die Frage, ob ein Paar das Baby bekommen will oder nicht –, werden die

Konsequenzen der Entscheidung häufig unterschätzt. Jahrestage – etwa der Tag, an dem ein Baby hätte geboren werden können, wenn es nicht abgetrieben worden wäre, oder der Jahrestag der Abtreibung selbst – können dann eine wichtige symbolische Bedeutung erlangen. Manche Paare beschäftigen sich intensiv damit, wie ihr Leben wohl ausgesehen hätte, wenn ihr Kind geboren worden wäre. Männer lassen sich davon meist weniger stark beeindrucken. Deshalb halten sie ihre Partnerin häufig für »labil« und werfen ihr vor, sie lasse sich vom Geist eines Babys verfolgen, das nie gelebt habe. Trauergefühle, die auf diese Weise zutage treten, bedürfen manchmal nicht nur eines verständnisvollen Partners, sondern auch psychotherapeutischer Hilfe.

Die Geburt und die ersten Tage im Leben des Kindes

Die Geburt eines Babys ist ein einschneidendes Ereignis, denn die Partner sind danach nicht mehr nur Partner, sondern auch Eltern. Die meisten Paare sind in dieser Situation besorgt und verwirrt. Sie müssen nun so vieles lernen. Besonders belastend ist häufig das Zusammentreffen unterschiedlicher Bedürfnisse und Forderungen: Die Kombination eines brüllenden Babys, einer erschöpften Mutter und eines frustrierten Vaters kann für alle Beteiligten unerträglich werden. Wollen dann zu allem Überfluss Familienangehörige das Baby sehen und tauchen zu den unpassendsten Zeiten auf, so ist das insgesamt eine Situation, in der selbst die kompetentesten Eltern manchmal Angst bekommen, verrückt zu werden.

Doch worin bestehen die widersprüchlichen Bedürfnisse der verschiedenen Beteiligten konkret? Das Baby braucht Nahrung, Wärme, Bäder, frische Windeln, Schlaf und Zuwendung. Mütter brauchen Ruhe, Zuspruch, Liebe, Raum und noch vieles mehr. Und Väter brauchen das Gefühl, dazuzugehören und eine Rolle zu spielen, (ein wenig) Zuwendung und hin und wieder etwas

Ruhe. Außerdem gibt es noch die Bedürfnisse, die das Paar als Paar hat: ein wenig Zeit für einander, Reden, Intimität, Spaß ... Die neue Familie braucht Zeit, zu dritt zusammen sein zu können. Und die Mitglieder der erweiterten Familie brauchen das Gefühl, sich nützlich machen zu können, Rat geben zu können und dem Paar einen Teil der Last abzunehmen.

Natürlich ist es unmöglich, alle diese unterschiedlichen Bedürfnisse angemessen zu erfüllen, und dadurch entstehen unvermeidlich Spannungen. Ein Partner wirft dem anderen Rücksichtslosigkeit vor, oder die Großeltern bezeichnen die Eltern, weil diese sich nach Ruhe sehnen, als »egoistisch«. Immer hat irgendjemand das Gefühl, schlecht wegzukommen. Viele Paare konzentrieren sich so stark auf das Baby, dass sie ihre eigenen elementaren Bedürfnisse vernachlässigen, beispielsweise das Bedürfnis nach Ruhe und Raum für sich. Dies geht in der anfänglichen Euphorie manchmal unter, macht sich aber später meist nachdrücklich bemerkbar.

Ein Teil der Belastung lässt sich vermeiden, wenn beide Eltern sich ehrlich ihre eigenen Bedürfnisse eingestehen und einander mitteilen, dass ihnen die Situation über den Kopf wächst oder dass sie eine Pause brauchen. Auch Verständnis dem Partner gegenüber ist in dieser Zeit besonders wichtig.

Vom Baby-Blues zur postnatalen Depression

Wenn Mütter sich in den Tagen nach der Geburt depressiv fühlen, nennen wir das den »Baby-Blues«. Ihre Stimmung schwankt zwischen Euphorie und Depression, doch das legt sich meist nach einigen Tagen. Bei etwa zwei Dritteln aller Mütter tritt der Baby-Blues auf, was mit den starken hormonellen Veränderungen nach der Geburt zusammenhängt. Seit Jahren wissen wir übrigens, dass auch viele Männer unter dem Baby-Blues leiden, was nur selten diagnostiziert wird.

Übung 23: Haben Sie den Baby-Blues?

Die Zeichen erkennen

- Appetitmangel
- starke Erschöpfung
- Schlafstörungen
- Reizbarkeit
- Weinerlichkeit
- Selbstherabsetzung
- Teilnahmslosigkeit
- Verlust des Selbstvertrauens
- schwaches Selbstwertgefühl
- Verzweiflung
- mangelndes Interesse am Baby
- dem Baby die Schuld geben.

Was Partner, Eltern oder Freunde tun können

- Sagen Sie nicht: »Reiß dich zusammen!«
- Äußern Sie sich positiv, statt zu kritisieren.
- Lassen Sie nicht zu, dass die Mutter starke Gefühle oder beunruhigende Gedanken zurückhält.
- Bringen Sie sie dazu, über ihre Empfindungen zu sprechen, und hören Sie ihr zu!
- Helfen Sie ihr, mit dem Baby schöne Dinge zu unternehmen.
- Sorgen Sie dafür, dass sie einen gewissen Freiraum hat, indem Sie ihr regelmäßig »Urlaub« vom Baby ermöglichen.
- Denken Sie darüber nach, wie die Alltagsroutine durchbrochen werden könnte.
- Ermutigen Sie sie dazu, wieder mit einer Aktivität zu beginnen, die ihr in der Vergangenheit Freude gemacht hat.
- Arrangieren Sie einen Abend, an dem das Elternpaar etwas allein unternehmen kann.
- Helfen Sie der Mutter, zu anderen Müttern in Kontakt zu treten.
- Ermutigen Sie sie dazu, Freundschaften zu pflegen.

Eine schwerere Störung ist die postnatale Depression der Mutter, für die meist hormonelle oder anderweitige biochemische Störungen verantwortlich gemacht werden; doch ist das nur ein Aspekt der Wahrheit. Ein oft entscheidender Faktor ist der Mangel an Vertrauen: Zweifel an der eigenen Fähigkeit, eine gute Mutter zu sein oder das Kind richtig zu versorgen; Sorgen über die Veränderung des eigenen Körpers und die Fähigkeit, eine gute Partnerin zu sein. Wichtig ist auch unzureichende Unterstützung: ein Ehemann, der häufig nicht da oder nicht sehr hilfsbereit ist; teilnahmslose Eltern; Mangel an Freunden, mit denen die Mutter über ihre neuen Sorgen reden kann; finanzielle Belastungen; Einsamkeit.

Da unsere westliche Gesellschaft in erster Linie die Frau als Betreuungsperson des Babys betrachtet, neigen viele Mütter dazu, jedes Unbehagen des Kindes als ihr eigenes Versagen zu deuten. Dies kann durchaus mit alten negativen Empfindungen gegenüber den eigenen Eltern zusammenhängen, und Fragen über die Vergangenheit werden aufgeworfen. Hat meine eigene Mutter gut für mich gesorgt?

Das Gefühl der eigenen Inkompetenz kann sich in Wut verwandeln, die Eltern manchmal am liebsten an ihrem Baby auslassen würden. Ein brüllendes Baby ist für jeden Vater und jede Mutter eine harte Prüfung, und Verärgerung darüber, dass das Baby allem Anschein nach nie zufrieden ist, ist eine verständliche Reaktion. Ist ein gewisser Erschöpfungszustand erreicht, so verlieren Mütter leichter die Kontrolle. Dies kann dazu führen, dass sie das brüllende Baby schlagen: ein typisches Symptom einer postnatalen Depression. Doch tritt eine postnatale Depression wohl nie ganz plötzlich auf, und wenn man die Gefahrensignale rechtzeitig erkennt, kann verhindert werden, dass sie sich für alle Beteiligten zu einem größeren Problem auswächst.

Väter, die sich übergangen fühlen

Da Männer im Allgemeinen verlernt haben zu weinen, sind Anzeichen für den »Vater-Blues« schwieriger zu erkennen. Väter stürzen sich gewöhnlich in ihre Arbeit, sie bleiben lange auf und gehen in die Kneipe. Väter sehen sich oft als Opfer der neuen Liebesbeziehung zwischen der Mutter und dem Baby, und sie fragen sich nur selten, wie sie ihre schwierige Lage mitverursacht haben könnten. Eine stillende Mutter kann dem Vater des Kindes das Gefühl vermitteln, dass er im Moment keinen nützlichen Beitrag leisten kann, weil sie ja alles hat, was das Baby braucht. Falls der Vater dies zum Ausdruck bringt, fühlt sich die Mutter manchmal unter Druck gesetzt, sich zu entscheiden: entweder das Baby zu füttern oder das Selbstwertgefühl ihres Partners zu stärken.

Wie lässt sich diese bedauerliche Situation vermeiden? Es ist wichtig, Väter von Anfang an zu integrieren. Da die Natur sie insofern benachteiligt, als sie nicht schwanger werden können, müssen sie einiges tun, um diesen Mangel auszugleichen. Je mehr Aufgaben man ihnen überträgt, umso engagierter sind sie und umso weniger fühlen sie sich ausgeschlossen. Männer brauchen wie Frauen Raum für sich und Freunde. In stärkerem Maße als Frauen müssen sie dazu ermutigt werden, mit ihren Partnern und mit Freunden über ihre Gefühle zu sprechen.

Windeln und Rollen wechseln

Ganz gleich, wie viel man über dieses Thema gelesen hat, die Geburt des ersten Babys ist und bleibt ein gewaltiger Schritt ins Unbekannte. In dieser Situation ist es völlig normal, bei jemand anderem Rat zu suchen. Doch kann dies andererseits auch das Gefühl der eigenen Hilflosigkeit verstärken. Dabei besteht die Gefahr, dass man anfängt, den Wahrheiten anderer Menschen mehr zu glauben als den eigenen. Wenn man zu viele Experten zu Rate zieht, wie soll man dann Selbstvertrauen entwickeln?

Mary verließ im Alter von 18 Jahren ihr Elternhaus, um mit Rob zusammenzuziehen, obwohl ihre Eltern ihr dringend davon abrieten. Sie sagten voraus, dass diese Beziehung keinen Bestand haben werde; doch drei glückliche Jahre später bekamen Rob und Mary ein Baby. Unmittelbar nach der Geburt ihrer Tochter wendete Mary sich an ihre Mutter, um sich bei ihr Rat zu holen. Die stolze Omi verbrachte daraufhin jeden Tag vom frühen Morgen bis zum späten Abend in der Wohnung des Elternpaars, um

»Mary mit dem Baby zu helfen«, wie sie es formulierte. Mary und ihre Mutter erlebten auf diese Weise eine Nähe, wie es sie seit Marys früher Kindheit nicht mehr gegeben hatte. Der Umgang mit dem Baby weckte bei ihnen die Erinnerung an diese Zeit.

Schon bald fühlte Rob sich verdrängt. Er durfte nicht selbstständig mit dem Baby umgehen, weil die Omi es immer besser wusste. Deshalb verbrachte er immer mehr Zeit außerhalb der Familie und zog schließlich wieder zu seiner eigenen Mutter. Und Mary verließ sich bald ausschließlich auf ihre Mutter, die sie für wesentlich kompetenter als sich selbst hielt. Irgendwann zog sie wieder zu ihren Eltern, weil sie das Gefühl hatte, mit der Situation allein nicht fertig zu werden. Ihre Mutter freute sich sehr darüber, dass sie sich nun nicht nur um das Baby, sondern auch um ihre eigene Tochter kümmern konnte.

Junge Eltern verlieren das Vertrauen in ihre eigenen Fähigkeiten als Eltern, wenn sie sich die Möglichkeit nehmen, die Bedürfnisse ihres Babys selbst zu erfüllen. Nur wenn sie mit dieser Situation experimentieren können, finden sie eigene Lösungen für die anstehenden Probleme. Übereifrige Großeltern und andere »Helfer« können am Anfang nützlich sein, doch wenn es dabei bleibt, gerät das junge Elternpaar in Schwierigkeiten: Wer zu viel Hilfe bekommt, entwickelt das Gefühl, selbst hilflos zu sein.

Monster zähmen: Familien mit kleinen Kindern

Zeternde Zweijährige

Wenn Kinder größer werden, wird es einerseits leichter, mit ihnen umzugehen, und andererseits schwieriger – leichter, weil sie zu reden lernen und sich verständlich machen, aber auch schwieriger, weil sie widersprechen können. Trotzdem verhalten sich viele Kleinkinder ziemlich störend: Die neu erworbene Sprache hilft ihnen offenbar nicht, sich rationaler zu verhalten. Im Gegenteil: Zwei- oder Dreijährige bekommen scheinbar unkontrollierbare Wutanfälle, die nicht nur die Geduld der Eltern auf eine harte Probe stellen, sondern ihnen auch Sorgen machen. Die Auseinandersetzung mit einem widerspenstigen Kleinkind kann ihr Vertrauen in ihre elterlichen Fähigkeiten erschüttern und außerdem die Beziehungen zwischen den Familienmitgliedern stark belasten.

Im Alter von zwei Jahren durchlaufen Kinder eine wichtige Phase (wobei anzumerken ist, dass nicht alle Kinder dieses Alters schreckliche Wutanfälle bekommen). Dann lernt das Kind, dass es nicht der Mittelpunkt der Welt ist und dass auch andere Menschen Bedürfnisse haben: beispielsweise dass seine Eltern ein Bedürfnis nach Frieden und Raum haben. Außerdem lernt das Kleinkind, dass es Verhaltensregeln beachten muss.

Dass diese neuen Erkenntnisse beim Kind Protest provozieren – angefangen von »schwierigem« Verhalten bis hin zu Wutanfällen –, ist im Grunde verständlich. Alle Reaktionen dieser Art sind für das Kind sehr wichtig, weil sie ihm helfen zu merken, dass seine Bedürfnisse mit denjenigen anderer Menschen in Konflikt stehen können und dass deshalb eine Einigung stattfinden muss. Adäquate elterliche Reaktionen unterstützen diesen Prozess; finden sie nicht statt, ist das schlecht für die Entwicklung der Kinder und kann letztendlich dazu führen, dass sie – und ihre Eltern – psychotherapeutische Hilfe benötigen.

Unabhängig davon, wie Eltern ihre persönlichen Grenzen definieren, hilft es ihnen, im Auge zu behalten, dass dies eine Phase ist und dass man von einem Kleinkind nicht die Rationalität und Selbstkontrolle eines Erwachsenen erwarten kann. Beispielsweise ist es häufig viel besser, eine Konfrontation zu vermeiden, indem man versucht, das Kind abzulenken, statt den Konflikt auszufechten, als hätte man es mit einem Erwachsenen zu tun.

Es mag zwar überraschen, doch fühlen sich die meisten Kinder sicherer, wenn ihre Eltern ihnen Grenzen setzen und ihnen klarmachen, dass sie mit ihrem Ärger durchaus umgehen können. Kinder wollen einerseits gewinnen und andererseits verlieren. Die eigenen Eltern zu besiegen und zu Hause als kleiner Tyrann das Geschehen zu dominieren, ist für Kinder sicherlich verführerisch, aber umhegt und buchstäblich bemuttert zu werden erscheint ihnen gewöhnlich noch attraktiver. Selbstsichere und konsequente Eltern, die den Provokationen ihrer Kinder standhalten, helfen diesen, sich zu geliebten und ausgeglichenen Menschen zu entwickeln.

Wenn heranwachsende Kinder das Gefühl haben, dass niemand mit ihrer Wut fertig wird, nicht einmal ihre Eltern, glauben sie schließlich, es sei grundsätzlich unmöglich, ihre Wut im Zaum zu halten. Deshalb entwickeln sie ein übertriebenes Machtgefühl, das ziemlich beängstigende Ausmaße annehmen kann. Ihr schlechtes Benehmen eskaliert dann manchmal so, dass Menschen, die nicht zur Familie gehören, beispielsweise Polizisten, ihnen schließlich Grenzen setzen müssen – oft Jahre später und damit häufig zu spät. Letztendlich hilft es einem Kind zu wissen, dass es jemanden gibt, der ihre Wut einzugrenzen vermag: Denn nichts ist beängstigender, als die Kontrolle zu verlieren.

Wenn Sie die Beherrschung verlieren

Es gibt einen Punkt, an dem alle Geduld und alles Verständnis der Welt nicht mehr verhindern können, dass Eltern rot sehen und ihr Kind möglicherweise beschimpfen, anbrüllen oder sogar schlagen.

Übung 24: So behalten Sie die Nerven

Wenn Sie das nächste Mal fürchten, Sie könnten Ihrem Kind gegenüber die Beherrschung verlieren, dann probieren Sie Folgendes aus:

- Wägen Sie ab, was dafür und was dagegen spricht,
  - das ungezogene Benehmen des Kindes zu ignorieren,
  - es zu korrigieren,
  - das Kind abzulenken,
  - ihm für die Veränderung seines Verhaltens eine Belohnung zu versprechen.
- Wenn Sie in das Geschehen eingreifen wollen, dann tun Sie das eher früher als später.
- Wenn Dritte anwesend sind, sollten Sie darüber nachdenken, das Kind aus der Situation zu entfernen, um zu verhindern, dass sein Verhalten durch die übrigen Anwesenden verstärkt wird.
- Konzentrieren Sie sich auf das Positive, auf das, was Ihr Kind gut macht (z. B.: »Das Bild, das du vor ein paar Minuten gemalt hast, war sehr schön«).
- Wenn die Situation sehr hitzig ist, können Sie eventuell Folgendes ausprobieren:
  - laut bis zehn zählen, um sich selbst und das Kind zu warnen,
  - dem Kind (und sich selbst) sagen, was geschehen wird, wenn es nicht tut, wozu Sie es auffordern,
  - sich eine Weile von Ihrem Kind entfernen (indem Sie in ein anderes Zimmer gehen, um sich zu beruhigen, oder frische Luft schnappen).
- Sie können herauszufinden versuchen, wann und wo es zu ähnlichen Episoden oder Krisen kommen könnte, um dann eine Eskalation zu verhindern, indem Sie beispielsweise bis zehn zählen oder sich eine Weile vom Brennpunkt des Geschehens entfernen.

Viele Eltern laufen gelegentlich Gefahr, ihre Kinder zu schlagen, weil Kinder nun einmal ein unglaubliches Geschick haben, ihre Eltern zur Weißglut zu bringen. Die meisten Eltern verlieren ihren Kindern gegenüber früher oder später einmal die Beherrschung – und bereuen dies gewöhnlich unmittelbar danach. Nur wenige verletzen ihre Kinder wirklich, doch lässt sich oft schwer sagen, was noch ein »erzieherischer Klaps« ist und was als Prügel bezeichnet werden muss.

Ein Klaps – also keine impulsive Reaktion, sondern eine kontrollierte Handlung, bei der bewusst vermieden wird, das Kind zu verletzen –, mag für manche Eltern eine angemessene Form des Grenzensetzens sein. Wird ein Kind jedoch in der Absicht geschlagen, ihm körperlichen Schmerz zuzufügen, so lässt sich dies in keinem Fall rechtfertigen. Schmerzen erzeugen neue Schmerzen – wohin soll das führen? Kinder, die geschlagen werden, fangen irgendwann selbst an zu schlagen. Wenn sie dann Jahre später in der Schule in Prügeleien verwickelt sind, fragen sich ihre Eltern, von wem sie das gelernt haben …

Warum Kinder sich schlecht benehmen

Der gesunde Menschenverstand sagt uns, dass das Verhalten von Kindern häufig mit der Familiendynamik zusammenhängt. Ein Kind – und das gilt auch schon für ein noch sehr kleines Kind – ist in der Lage, die Schwächen der Eltern zu entdecken und auf sie zu reagieren. Beispielsweise verursachen manche Kinder ständig Probleme, indem sie den einen Elternteil gegen den anderen ausspielen. Dies muss man keinem Kind erst beibringen. Und es hängt von den Reaktionen der Eltern ab, ob dieses Verhalten verstärkt wird und sich dadurch zu einer destruktiven Gewohnheit verfestigt.

Immer wenn sein Vater sagte: »Nein, du bekommst jetzt nichts Süßes«, ging der schlaue dreijährige Leroy zu seiner Mutter, die seinem Charme nicht widerstehen konnte. Daraufhin kam es zum Streit zwischen dem Vater und der Mutter, die ihrem Mann vorwarf, er sei seinem Sohn gegenüber zu streng. Dagegen hielt der Vater, sie habe ihren Sohn verdorben, worauf sie entgegnete, er sei nur eifersüchtig auf Leroy, weil er selbst eine schwere Kindheit gehabt habe und weil es seinem Sohn wahrscheinlich besser gehe als ihm damals. Dies veranlasste den Vater, auf den Bruder der Mutter zu verweisen, der, wie er sagte, von seiner Mutter völlig verdorben worden und deshalb »jetzt ein Tunichtgut« sei. Unterdessen mampfte Leroy munter seine Süßigkeiten.

Warum manipuliert Leroy seine Eltern? Oberflächlich betrachtet natürlich, damit er Süßigkeiten bekommt. Doch indem er dies erreicht, bringt er seine Eltern gegeneinander auf. Die Eltern könnten sich als Opfer von Leroys Manipulationen sehen und ihm vorwerfen, dass er den Streit verursacht habe. Doch das tun sie nicht. Leroys Verhalten ist für sie nur die Entschuldigung für einen Streit darüber, ob man Kinder verhätscheln darf, deren Ursprung in ihren eigenen Kindheitserlebnissen liegt.

Warum manipuliert Leroy seine Eltern also wirklich? Die weniger naheliegende Antwort lautet, dass Leroys Verhalten den Eltern gerade recht kommt, weil sie die Situation nutzen können, um die Richtigkeit ihres eigenen Erziehungsstils zu untermauern und den ihres Partners zu diskreditieren. Natürlich hat Leroy all das nicht »einkalkuliert«, aber möglicherweise hat er durch Erfahrung gelernt, dass seine Eltern die von ihm verursachten Streitigkeiten durchaus begrüßen.

Manche Kinder spielen ihre Eltern gegeneinander aus, um ihren Willen durchzusetzen, doch das aufmüpfige Verhalten vieler Kinder ist im Grunde nur ein Versuch, die Eltern zusammenzubringen. Er resultiert aus der Lernerfahrung, dass eben dieses Verhalten die Spannungen, die zwischen den Eltern bestehen, entschärft, auch wenn das für das Kind zur Folge hat, dass es geschimpft oder geschlagen wird.

Übung 25: An einem Strang ziehen

Eltern können ihre Erziehungsaufgaben besser bewältigen, wenn sie an einem Strang ziehen.

- Stimmen Sie sich in einem ruhigen Augenblick darüber ab, welches konkrete Problem Sie aus der Welt schaffen wollen. Nehmen Sie sich ein einziges Problem vor, statt gleich mehrere auf einmal lösen zu wollen.
- Entscheiden Sie, welche Konsequenzen es für Ihr Kind haben soll, wenn es das problematische Verhalten zeigt.
- Informieren Sie Ihr Kind gemeinsam darüber, was geschehen wird, wenn es sich das nächste Mal auf die problematische Weise verhält, an der Sie arbeiten wollen.
- Wiederholen Sie dies mehrmals und achten Sie darauf, dass Sie jeweils beide anwesend sind.
- Weil Ihr Kind versuchen wird, Sie auf die Probe zu stellen, müssen Sie beide schon beim ersten Regelverstoß die angekündigte Konsequenz folgen lassen.
- Ist Ihr Partner in solch einer Situation nicht anwesend, sollten Sie Ihr Kind daran erinnern, dass Sie beide übereingekommen sind, diese Konsequenz folgen zu lassen.
- Falls Ihr Kind das problematische Verhalten nicht wiederholt, sollten Sie ihm gemeinsam zu verstehen geben, wie erfreut Sie darüber sind.
- Überprüfen Sie Ihre Strategie regelmäßig, um festzustellen, ob sie ihren Zweck erfüllt.
- Sobald das erste problematische Verhalten behoben ist, können Sie anfangen, an der Auflösung des nächsten zu arbeiten – gemeinsam!

Anmerkung: Die Kombination von klaren Zielen, Einvernehmen beider Eltern und strikter Anwendung der vereinbarten Konsequenz zahlt sich fast immer aus. Alleinstehende Eltern können die gleichen Techniken anwenden. Ihr Vorteil ist, dass sie sich nicht mit jemand anderem darüber einigen müssen, wie an bestimmten Problemen gearbeitet werden soll und welche Konsequenzen Regelverstößen folgen sollen. Andererseits ist es für Alleinerziehende von Nachteil, dass sie nicht von einem Partner unterstützt werden.

Kinder übernehmen oft die Rolle des »Prügelknaben«, um zwischen ihren streitenden Eltern Frieden zu stiften. Sie nehmen den subtilen »kalten Krieg« ihrer Eltern manchmal sehr genau wahr. Ihnen ist klar, dass ihre Eltern nur dann zueinander finden, wenn sie innerhalb der Familie gegen einen gemeinsamen Feind kämpfen. Sie machen sich sozusagen selbst zum Sündenbock, um die Beziehung ihrer Eltern zu retten. Was die Eltern in solchen Fällen vereint, ist einzig und allein ihre gemeinsame Sorge um das Kind.

Bestrafung oder Belohnung?

Wie und wann man Kinder belohnt oder bestraft, ist sehr wichtig. Auch hier gilt, dass ein Kind wahrscheinlich mit Verwirrung und Ungehorsam reagiert, wenn seine Eltern nicht konsequent an einem Strang ziehen. Der gesunde Menschenverstand legt nahe, ein Kind für gutes Benehmen zu belohnen und für schlechtes zu bestrafen. Einleuchtend ist auch, dass man ein möglichst ausgewogenes Verhältnis zwischen Belohnungen und Bestrafungen anstreben sollte. Doch spielt der gesunde Menschenverstand leider nur selten die entscheidende Rolle. Manche Familien sind geradezu süchtig nach negativer Aufmerksamkeit – oft mit den besten Absichten. Wenn ihre Kinder sich schlecht benehmen, reagieren sie mit Zurechtweisung, Besorgnis und Engagement, nicht hingegen, wenn die Kinder sich gut benehmen, was als selbstverständlich betrachtet, oft nicht einmal bemerkt und schon gar nicht belohnt wird.

Insofern ist es durchaus verständlich, wenn das Kind schnell lernt, dass es nichts bringt, sich gut zu benehmen. Paradoxerweise lernt es, »zu gefallen«, indem es sich problematisch verhält. Bestraft zu werden oder im Zentrum negativer Kritik zu stehen ist in seinen Augen »besser«, als überhaupt nicht beachtet zu werden.

Übung 26: Führen eines Problemtagebuchs

Geben Sie Ihrem Kind unabsichtlich mehr negatives als positives Feedback? Daran können Sie mit Hilfe eines Tagebuchs arbeiten. Ein Problemtagebuch konzentriert sich auf ein bestimmtes Problem, beispielsweise Wutanfälle, Unhöflichkeit usw.

- Entscheiden Sie zunächst, welches Problem Sie beobachten wollen und wie lange (z. B. eine oder zwei Wochen).
- Benutzen Sie für jede Woche ein Blatt Papier und zeichnen Sie auf dem Blatt sieben gleiche Rubriken für die sieben Wochentage ein.
- Legen Sie nun zwei Spalten für jeden Tag an. Notieren Sie in der ersten Spalte Situationen, in denen das problematische Verhalten aufgetreten ist, und was genau in der betreffenden Situation geschehen ist, und notieren Sie in der zweiten Spalte, was dem problematischen Verhalten vorangegangen ist, wie lange es angehalten hat und wodurch es beendet wurde. Beispielsweise:

Tag	Schlechtes Benehmen	Kontext
Montag	Hat sein Zimmer auf den Kopf gestellt (8 Uhr morgens)	Sollte sich für die Schule anziehen. Wartete, bis sein Vater zur Arbeit aufgebrochen war, und benahm sich dann schlecht. Dauerte 25 Minuten. Ließ sich durch Süßigkeiten »bestechen«.

- Wählen Sie nun ein positives Verhalten Ihres Kindes und verfahren Sie damit auf einem neuen Blatt Papier genauso.
- Schauen Sie sich nach Ablauf der festgelegten Zeitspanne die beiden Tagebücher an.
- Sprechen Sie mit Ihrem Partner oder mit einem Freund über das Resultat und achten Sie auf bestimmte Muster, beispielsweise Auslöser oder eigene gewohnheitsmäßige Reaktionen sowie darauf, welche Gegenmaßnahmen ihren Zweck erfüllen und welche nicht.
- Suchen Sie nun nach Möglichkeiten, das positive Verhalten zu verstärken.

Craig war erst drei Jahre alt, als seine Mutter, die ihn allein erzog, ihn als »das Kind, das sich am allerschlechtesten von allen benimmt«, bezeichnete. Was Craig anfasste, ging kaputt. Er brüllte lauter als alle anderen Kleinkinder, und es war allgemein bekannt, dass er ständig spuckte und andere Kinder schlug. Doch seiner Mutter konnte einfach nicht ernst bleiben, wenn sie entdeckte, dass Craig einmal wieder etwas »angestellt« hatte. Sie schimpfte ihn zwar, grinste dabei aber. Obwohl es sie sehr anstrengte, ermahnte sie Craig den ganzen Tag lang. Doch Craig kümmerte sich nicht um diese Ermahnungen.

Wenn Eltern nur noch auf das negative Verhalten ihrer Kinder reagieren, trägt das nicht gerade zur Verbesserung der Situation bei, was den Betreffenden jedoch nicht klar ist. Beispielsweise fördern stereotype Ansichten, dass »kleine Jungs« eben frech zu sein haben, indirekt die »Show« eines solchen Kindes. Ebenso wie seine Eltern entwickelt es eine regelrechte Abhängigkeit von der von Frechheit und Ungezogenheit geprägten Interaktion mit ihm – bis die Eltern schließlich genug davon haben. In solchen Fällen ist es an der Zeit, dem Kind ein wenig Aufmerksamkeit zu schenken und es zu loben, wenn es sich gut benimmt.

Was ist schon normal?

Wie wir gesehen haben, sind Verallgemeinerungen fast nicht möglich und gewöhnlich auch nicht ratsam: Normalität wird häufig im Einklang mit Gepflogenheiten und Überlieferungen, die innerhalb einer Familie seit langem bestehen, definiert. Dass ein Fünfjähriger ins Bett nässt, wird vielleicht in einer Familie als normal angesehen, deren Eltern selbst erst spät trocken waren. Hingegen kann es sein, dass eine zu zwanghafter Sauberkeit neigende Familie es schon als Katastrophe empfindet, wenn ein Vierjähriger noch ins Bett nässt.

Unsere Vorstellung von Normalität ist außerdem Moden unterworfen, die in Büchern über Kindererziehung propagiert werden. Ein Blick auf die Unmenge von Büchern dieser Art, die im Laufe der letzten 100 Jahre in die Buchhandlungen gelangt sind, zeigt, dass Kindererziehungspraktiken sich parallel zum politischen Klima und zur herrschenden Ideologie stark verändern. Dennoch hält dies Eltern nicht davon ab, sich nach einer allgemeinverbindlichen Norm umzuschauen, insbesondere dann, wenn sie mit Problemen konfrontiert werden. Bettnässen, Angst vor dem Einschlafen und die Weigerung, zur Schule zu gehen, können Eltern dazu bewegen, Fachleute hinzuzuziehen. Doch selten dürfen sie mit einem Patentrezept rechnen, weil zur Lösung solcher Probleme der größere Familienzusammenhang betrachtet werden muss.

Cheryl war sieben, als sie in der Schule häufig zu fehlen begann. Mit acht Jahren versäumte sie ein ganzes Halbjahr. Trotz intensiver Bemühungen sowohl der Schule als auch des örtlichen Schulamts weigerte Cheryl sich einfach, zur Schule zu gehen. Die Eltern des Mädchens behaupteten, sie hätten alles versucht, aber Cheryl sei einfach nicht bereit, zur Schule zu gehen. Sie hatte nichts gegen die Schule, die auch viele ihrer Freunde besuchten.

Cheryl wurde zusammen mit ihrer Familie zu einer psychiatrischen Untersuchung geschickt, in deren Verlauf sich herausstellte, dass Cheryls Mutter über ein Jahr sehr depressiv gewesen war. Da Cheryls Vater kaum zu Hause war, hatte Cheryl sich in dieser Zeit intensiv um ihre Mutter gekümmert. Wenn sie in der Schule abwesend gewirkt hatte, hatte sie sich offenbar gefragt, wie es wohl ihrer Mutter allein zu Hause ging.

Cheryls Mutter hatte zwei Selbstmordversuche unternommen, worüber die Eltern ihre Tochter allerdings nie informiert hatten. Aus irgendeinem Grunde »wusste« Cheryl trotzdem Bescheid, und deshalb hatte sie sich entschlossen, die Beschützerin ihrer Mutter zu werden. Anfangs hatte sie vorgegeben, Kopf- oder Bauchschmerzen zu haben. Ein Arzt wurde nie konsultiert. Allmählich wurde aus der Schulverweigerung eine Gewohnheit, und es war allen Beteiligten sehr recht, dass Cheryl sich um ihre Mutter kümmerte.

Kinder weigern sich aus vielen unterschiedlichen Gründen, die Schule zu besuchen. Cheryl war aus Sorge um das Wohl ihrer Mutter nicht mehr zur Schule gegangen. Wie wäre es Cheryls Mutter wohl ergangen, wenn Cheryl von ihrer Schulverweigerung »geheilt« worden wäre? In manchen Familien verhindert ein verstecktes Motiv die Lösung der Probleme eines Kindes – nämlich die Angst davor, dass die Probleme durch eine Veränderung der aktuellen Situation noch verschlimmert werden könnten.

Andere Familien verhalten sich genau entgegengesetzt. Einige Eltern bestehen darauf, dass ihre Kinder bei jedem körperlichen oder psychischen »Wehwehchen« von einem Experten untersucht werden. Obwohl dann häufig kein klar definierbares Problem entdeckt wird, lassen sie sich durch die Äußerung des Arztes nicht beruhigen, sondern glauben eher, dass dessen Fähigkeiten unzureichend sind, und suchen deshalb einen anderen Experten auf. Eine so intensive Beschäftigung mit der Gesundheit und Entwicklung des eigenen Kindes kann sich sehr negativ auswirken. Häufig entwickeln solche Kinder noch größere Angst und werden noch launischer, was die Eltern wiederum als »Beweis« dafür ansehen, dass tatsächlich etwas nicht in Ordnung ist. Die Suche nach konkreten Beweisen für das Vorliegen einer Störung könnte sich in die Suche nach einem Ereignis verwandeln, das in der Familie der Eltern oder in ihrer eigenen Lebensgeschichte unglücklich verlaufen ist.

Ab ins Bett!

Es mag beruhigen, dass es bei der Kindererziehung nicht damit getan ist, sich an starren Normen zu orientieren, und dass man die Familiendynamik im Blick behalten sollte. Trotzdem gibt es immer Probleme, die starke Emotionen wecken und tief verwurzelte Ängste berühren – vielleicht weil sie häufig mit unseren grundlegendsten Bedürfnissen verbunden sind, etwa Schlaf und Sex.

Betthupferl

Schlafstörungen bei kleinen Kindern sind weit verbreitet. Am häufigsten kommt es wohl vor, dass die Kinder nicht durchschlafen. In solchen Fällen stellt sich für die Eltern stets die Frage: »Soll ich es allein im Bettchen weinen lassen?« Wird das Kind älter, ist die Frage, wie die Eltern mit dem Problem umgehen sollen, noch schwerer zu beantworten, weil die Kinder dann in der Lage sind, zu den Eltern ins Schlafzimmer zu gehen.

Ob und in welchen Fällen es einem Kind erlaubt werden sollte, im Bett der Eltern zu schlafen, ist umstritten, obwohl es prinzipiell durchaus verständlich ist, dass ein Kind nachts in der Nähe seiner Eltern sein will. Doch je länger die Eltern es ihren Kindern gestatten, bei ihnen zu schlafen, umso schwieriger wird es, sie wieder »aus dem Paradies« zu vertreiben.

Patricks Eltern hatten sich an einen Therapeuten gewendet, weil sie die eingefahrenen Schlafgewohnheiten der Familie verändern wollten. Der siebenjährige Patrick hatte es sich angewöhnt, jeden Abend kurz vor Mitternacht aufzuwachen, etwa um die Zeit, wenn seine Eltern zu Bett gingen. Er nahm dann sein Kopfkissen und seine Decke, ging ins Schlafzimmer der Eltern und legte sich zwischen sie. Daraufhin schlief er fast augenblicklich ein, und seine Eltern brachten es nicht übers Herz, ihn wieder aufzuwecken. Weil Patrick sehr unruhig schlief, legte sich sein Vater widerwillig ins Bett seines Sohnes. Dieses »Ritual« hatte sich seit einigen Jahren nicht verändert. Und niemand schien sich sonderlich daran zu stören. Die Eltern, die davon in Anspruch genommen waren, die Bedürfnisse ihrer beiden jüngeren Kinder zu erfüllen, waren zu erschöpft, um die Situation zu verändern.

Ob man dieses nächtliche Szenario als normal ansieht oder nicht, hängt von der Perspektive und vom eigenen Toleranzniveau ab. Man kann die Situation als eine Übergangsphase ansehen, die notwendig ist, damit die Eltern nachts ein wenig Ruhe bekommen; das Kind hört möglicherweise früher oder später selbst damit auf. So etwas kommt tatsächlich vor. In Patricks Fall jedoch war es nicht so. Eine Veränderung wurde erst möglich, nachdem den Eltern ihr Bedürfnis nach Privatsphäre wichtiger geworden war als die zunächst bevorzugte Bequemlichkeit – und als sie sich zu sorgen begannen, die sexuelle Entwicklung des Kindes könnte Schaden nehmen. Es gibt Hinweise darauf, dass solche »Bettgeschichten« mit Kindern Paarspannungen überdecken können. Das normale Bedürfnis der Eltern nach einer Privatsphäre muss explizit formuliert werden, denn erst dann kann eine Veränderung stattfinden. Sexuelle Probleme zwischen den Eltern sind einer der häufigeren Gründe für kindliche Schlafstörungen. Die Anwesenheit eines Kindes im Elternschlafzimmer ersetzte das Verhütungsmittel, und solange das Kind anwesend ist, brauchen sich die Eltern mit Problemen ihres Sexuallebens nicht auseinanderzusetzen.

In anderen Familien versuchen die Kinder, oft ohne sich dessen bewusst zu sein, den Frieden zwischen ihren Eltern zu erhalten. Ein sensibles Kind, das mitten in der Nacht aufwacht, reagiert sehr empfindlich auf Spannungen zwischen seinen Eltern, und wenn es anwesend und zudem wach ist, verhindert es dadurch möglicherweise ein Eskalieren von Streitigkeiten. So reguliert das Kind die Distanz zwischen den Eltern, und manchmal garantiert es sogar die Sicherheit der Mutter, weil der Vater in seiner Gegenwart davor zurückscheut zuzuschlagen. Wer also braucht hier wen?

Kindern ist in der Regel nicht bewusst, dass sie diese Rolle spielen. Ihnen steht nur vor Augen, dass sie Angst davor haben, allein zu schlafen: Sie könnten schreckliche Träume oder Angst im Dunkeln haben. Und die Eltern wollen – das ist ebenso wenig überraschend – ihr Kind beruhigen und trösten. Dies könnte jedoch im Schlafzimmer des Kindes geschehen, sofern die Eltern dies wollen und falls die nächtlichen Ausflüge des Kindes in das elterliche Bett keine andere Funktion erfüllen. Es gibt durchaus Möglichkeiten, dafür zu sorgen, dass ein Kind in seinem Schlafzimmer bleibt – wenn man das will. Doch wenn Eltern damit Erfolg haben, kann das Kind nicht mehr als Puffer fungieren …

Warum Kinder sich zurückentwickeln

Wie bereits erwähnt, kann Bettnässen ein Symptom eines größeren familiären Problems sein. Allerdings sollte in jedem Fall zunächst eindeutig festgestellt werden, dass das Bettnässen keine körperlichen Ursachen hat. Wenn Kinder, die bereits trocken waren, plötzlich wieder mit dem Bettnässen beginnen, ist das meist eine vorübergehende Erscheinung.

Der häufigste Grund für eine Regression dieser Art ist die Ankunft eines weiteren Babys in der Familie, um das sich natürlich zunächst alles dreht. Das ältere Kind steht plötzlich nicht mehr im Mittelpunkt der Aufmerksamkeit, und es muss lernen, seine Eltern mit dem Baby zu teilen. Wenn das Kind in dieser Situation die allgemeine Aufmerksamkeit wiederzuerlangen versucht, ist das sehr verständlich – und wie könnte es dieses Ziel sicherer erreichen, als indem es sich wieder wie ein Baby verhält? Wieder Windeln tragen zu wollen und ins Bett zu nässen stehen stellvertretend für den Wunsch des Kindes nach mehr Zuwendung.

Es gibt aber auch andere Gründe, aus denen Kinder regredieren. Eine solche Tendenz muss also nicht unbedingt mit der Ankunft eines Babys zusammenhängen. Auch das Reden mit Babystimme oder der Rückfall in Wutanfälle können anzeigen, dass das Babyspielen von den Eltern belohnt wird. Beispielsweise haben manche Eltern ein Interesse daran, den Prozess des Erwachsenwerdens ihrer Kinder hinauszuzögern.

Kinder, die sich durch Verstärkung zum Babyspielen motivieren lassen, haben außerhalb der Familie, insbesondere im Umgang mit Gleichaltrigen, häufig Schwierigkeiten. Sie spielen die Rolle des »Kleinen«, weil sie sich dadurch beträchtliche Vorteile sichern können, beispielsweise mehr Aufmerksamkeit von Seiten der Erwachsenen. Doch kann die Verstärkung nicht altersgemäßer Verhaltensweisen problematisch werden, weil sich die Kinder langsamer entwickeln und schließlich, obwohl sie sehr »niedlich« und lieb sind, von ihresgleichen nicht mehr akzeptiert werden.

Bei manchen Kindern deutet eine Regression auf unterschwellige Ursachen hin. Emotional misshandelte Kinder, die von ihren Eltern ständig hören, sie seien zu nichts nutze und schlecht, sagen manchmal buchstäblich, dass sie sich wie »ein Stück Dreck« fühlen. In solchen Fällen ist es eigentlich nicht überraschend, dass sie anfangen, ihre Exkremente an strategisch wichtigen Punkten zu hinterlassen oder sie an Wände zu schmieren – sozusagen als »Graffiti«, um ihren inneren Zustand darzustellen. Weil sie von morgens bis abends herabgewürdigt werden, ist ihr Selbstwertgefühl praktisch nicht mehr vorhanden, und sie verhalten sich außerhalb ihres Elternhauses häufig so, dass sich auch andere Kinder von ihnen abwenden. Auch sexuell missbrauchte Kinder versuchen manchmal durch Einkoten und Bettnässen (unbewusst), die Aufmerksamkeit hilfsbereiter Erwachsener auf die betreffenden Körperregionen zu lenken. Medizinische Untersuchungen bei solchen Kindern fördern nicht selten Hinweise auf sexuellen Missbrauch zutage.

Geschwisterrivalität

Die meisten Eltern hoffen, dass ihre Kinder einander auch als Erwachsene weiter mögen, wenn nicht gar lieben werden. Oft belastet es sie, wenn die Kinder sich ständig zanken und miteinander streiten. Aber warum kommen manche Geschwister gut miteinander aus und andere nicht? Manchmal lässt sich dies mit unterschiedlichen Charaktereigenschaften oder mit dem Altersunterschied erklären oder damit, dass man sich nun plötzlich seine Mutter oder den Vater mit dem anstregenden Baby teilen muss. Wenn jedoch die Rivalität nie ein Ende findet, liegen meist tiefere Ursachen vor, etwa Eifersucht, weil die Eltern ein anderes Kind bevorzugen.

Dies kann widerspiegeln, was die Eltern selbst erlebt haben oder an welcher Stelle sie in der Geschwisterfolge ihrer eigenen Ursprungsfamilie standen. Ein Vater, der als Erstgeborener nach der Ankunft eines jüngeren Bruders unter Liebesentzug gelitten hat, identifiziert sich möglicherweise mit seinem eigenen ältesten Kind und versucht, es für die Liebe, die er selbst nicht erhalten hat, zu entschädigen. Ein weiterer Grund für die Bevorzugung eines bestimmten Kindes kann dessen Ähnlichkeit mit einem geliebten anderen Familienmitglied sein.

Der Grund für eine Bevorzugung kann aber auch sein, dass ein Kind dem bevorzugenden Elternteil besonders stark ähnelt oder dass es ein bestimmtes Talent hat, das in der Familie typisch ist. Ein Kind kann auch aufgrund einer schweren Krankheit etwas »Besonderes« sein oder weil seine Mutter vor seiner Geburt eine oder mehrere Fehlgeburten oder sogar eine Totgeburt hatte.

Sich selbst erfüllende Prophezeiungen

Es wurde bereits darauf hingewiesen, dass in der Vergangenheit liegende Ereignisse lange Schatten werfen können. Wie Eltern mit ihren kleinen Kindern umgehen, hängt oft mit ihren Erlebnissen in ihrer eigenen Familie zusammen. Manche Eltern übertreiben die grundsätzlich durchaus normale Suche nach familientypischen Eigenarten bei ihren Kindern.

Als Bill im Alter von zehn Jahren anfing, sich Gesichtstics und das Grimassenschneiden anzugewöhnen, schrillten bei seinen Eltern die Alarmglocken. Beim Bruder der Mutter waren acht Jahre, bevor er »verrückt geworden« war, ähnliche Symptome aufgetreten. Würde Bill so werden wie sein Onkel? Nachdem die Eltern gründlicher darüber nachgedacht hatten, waren sie sich sicher, dass Bill schon immer »anders« gewesen war – einmal ganz abgesehen davon, dass er dem Onkel auch äußerlich stark ähnelte.

Sie suchten mit Bill den Hausarzt der Familie auf und fragten ihn: »Wird er an Schizophrenie erkranken wie sein Onkel?« Zwar verstand Bill nicht genau, was dieses Wort bedeutete, doch war ihm absolut klar, dass es etwas sehr Besorgniserregendes sein musste. Je besorgter seine Eltern wurden, umso mehr glaubte ihr Sohn, dass mit ihm irgendetwas nicht stimmte. Im Laufe der Zeit wuchsen seine Selbstzweifel, und er wurde sehr schüchtern und still.

Übung 28: Wem ähneln Sie?

Wenn einem Menschen zugeschrieben wird, er sei die »Reinkarnation« eines verrückten oder »schlechten« Verwandten, kann das schlimme Auswirkungen haben. Die vorliegende Übung hilft Ihnen oder anderen Mitgliedern Ihrer Familie, sich von einer solchen Last zu befreien.

- Zeichnen Sie Ihren Familienbaum (s. S. 21).
- Werden Sie sich darüber klar, wem Sie innerhalb Ihrer Familie am meisten ähneln.
- Vergleichen Sie Ihre Sicht mit der anderer Familienmitglieder, beispielsweise mit der Ansicht Ihrer Mutter, Ihres Vaters oder Ihrer Schwester darüber, wem Sie am meisten ähneln.
- Welche Ihrer Eigenarten liegen diesen unterschiedlichen Sichtweisen zugrunde?
- Stimmen Sie der Sicht der anderen Familienmitglieder zu? Oder glauben Sie, dass Sie jemand anderem mehr ähneln?
- Notieren Sie nun alle wichtigen Eigenarten der Person, der Sie nach Ansicht ihrer Familienangehörigen ähnlich sein sollen (beispielsweise Humor, Starrsinn, Großzügigkeit, Unehrlichkeit).
- Nachdem Sie eine Liste von mindestens zehn Eigenarten zusammengestellt haben, markieren Sie diejenigen, die Sie selbst für zutreffend halten.
- Stellen Sie eine Liste aller Eigenschaften zusammen, über die Sie verfügen, die jedoch die andere Person, der Sie zu ähneln glauben, nach Ihrer Meinung nicht hat.
- Schauen Sie sich nun die Ähnlichkeiten und die Unterschiede an: Ähneln Sie wirklich jener anderen Person?

Anmerkung: Als Eltern können Sie mit Hilfe der gleichen Übung untersuchen, wem Ihr Kind ähnelt.

Dieses Phänomen ist keineswegs so selten, wie man glauben mag. Wenn Eltern zu lange auf einer solchen Sichtweise beharren, ist irgendwann ein Punkt erreicht, an dem das Kind nachgibt und die gefürchteten Eigenarten tatsächlich erkennen lässt. Positive Erwartungen können ebenso hinderlich sein. Der Druck, der mit dem Wunsch der Familie verbunden ist, das Kind möge einem erfolgreichen Familienmitglied nachschlagen, hat häufig zur Folge, dass es dem vorgegebenen Skript nicht entspricht.

Wie man Teenagerterror verkraftet

Teenager können ihre Familie fertig machen. In der einen Minute sind sie einfühlsam und in der nächsten völlig unvernünftig. Ihre Eltern reagieren auf dieses Wechselbad oft mit starken Schwankungen ihrer eigenen Gemütslage, die innerhalb weniger Sekunden von locker-entspannt zu streng-verärgert wechseln kann. Die Pubertät ist eine Phase, die die meisten Familien nicht gerade genießen; sie sind schon froh, wenn sie sie einigermaßen unbeschadet überleben.

Die Pubertät: Zeit der Veränderung

Die Pubertät ist eine Zeit der Veränderung: In ihr entwickeln sich Akne, Brüste, Identitäten und anderes mehr. Außerdem ist es auch eine Zeit der »ersten Male«: der ersten Zigarette, des ersten sexuellen Erlebnisses, des ersten Alkoholrauschs, der ersten Menstruation, der ersten Ejakulation … Die Pubertät kann für junge Menschen sehr schwierig sein, und sie ist für alle um sie herum nicht weniger schwer zu ertragen. Jugendliche experimentieren mit fast allem, was sich ihnen dazu anbietet: Sex, Drogen, Göttern, Popidolen, Frisuren und Essen. Sie führen unvorstellbar lange Telefongespräche, würzen ihre verbalen Äußerungen mit Kraftwörtern – die Liste ihrer Eigenheiten ist schier endlos. Alles, was Jugendliche in dieser Zeit tun, tun sie exzessiv: »Alles oder nichts« lautet ihre Devise!

Jane hat das Gefühl, dass ihre Eltern das, was sie tut, nie schätzen, während Jack seine Eltern für altmodisch und langweilig hält. Die Eltern selbst können nichts tun, um es ihren Kindern recht zu machen. Bei den täglichen Zusammenstößen fühlen sie sich durch das »anstrengende« Verhalten ihrer Kinder provoziert. Die Kinder selbst empfinden die »Borniertheit« und Strenge ihrer Eltern als Zumutung. Merkwürdig ist, dass angeblich alle Frieden und Ruhe wollen und doch keine Gelegenheit ungenutzt bleibt, das Wohnzimmer in ein Schlachtfeld zu verwandeln.

Die Pubertät ist eine Zeit des Unverständnisses zwischen Eltern und ihren Kindern. Teenager verfügen über eine fast unheimliche Fähigkeit, Ärger zu machen – was nicht heißt, dass sie dies immer absichtlich tun. Zum Leidwesen ihrer Eltern können Jugendliche ununterbrochen Provokationen produzieren. Doch nicht nur, *was* sie sagen, führt zu Unannehmlichkeiten, sondern auch ihre Haltung, ihre Kleidung, ihr Körpergeruch und ihre Haartracht. Jugendliche sind besser als jede andere Altersgruppe in der Lage, ihre Eltern in den Wahnsinn zu treiben.

Eltern verstehen diese Verhaltensweisen als den Wunsch ihrer Kinder, einerseits unabhängig zu wirken und andererseits abhängig bleiben zu wollen. Doch diese Sicht ist einseitig, und die betreffenden Teenager würden entgegnen, dass die Situation sich aus ihrer Perspektive völlig anders darstellt. Sie sehen zwei Menschen mittleren Alters, bei denen schon die ersten Verfallserscheinungen zu erkennen sind, zufällig ihre Eltern, die ihnen so gut wie immer wesentlich peinlicher erscheinen als die Eltern ihrer Freunde. Und diese Eltern haben nichts Besseres zu tun, als dämliche Regeln festzulegen und ständig herumzunörgeln. Sie verstehen auch nicht den geringsten Spaß, wenn es um etwas geht, das für junge Menschen »korrekt« oder »cool« ist.

Kurz: Zwischen Jugendlichen und ihren Eltern besteht eine Kluft, die allmählich immer größer wird. Man könnte dieses Phänomen als »Vier-Jahres-Kluft« bezeichnen, womit gemeint ist, dass Eltern ihre Kinder im Teenageralter mindestens zwei Jahre jünger wahrnehmen, als sie tatsächlich sind, während die Teenager sich selbst für mindestens zwei Jahre älter halten, als auf ihrer Geburtsurkunde vermerkt ist. Diese Kluft zu überbrücken ist sehr schwer, und es wird durch das schnelle Abwechseln zwischen reifem und kindischem Verhalten noch schwerer. Die Pubertät ist vor allem eine Zeit der Veränderung, und sie kann nur erfolgreich bewältigt werden, wenn die ganze Familie sich verändert.

Viele Streitigkeiten mit Heranwachsenden sind absolut voraussehbar, und Eltern fragen sich später meistens, warum sie sich nur haben provozieren lassen. Teenager streiten nun einmal gern – sie glauben, dies stärke ihren Charakter. Und die Eltern begegnen ihnen in solchen Situationen, als gehe es um Leben oder Tod. Doch Teenager sind sehr launisch, und was ihnen in einer Minute sehr wichtig ist, erscheint ihnen in der nächsten als sterbenslangweilig. Warum also sollte man sich aufregen? Nun erhöhen Streitigkeiten den Blutdruck, und manchmal entwickeln Eltern eine Art Sucht danach. Vielleicht haben sie das Gefühl, jung zu bleiben, wenn sie in der Lage sind, einen »zünftigen« Streit durchzustehen. Und möglicherweise brauchen auch Teenager diese Bestätigung – um festzustellen, dass ihre Eltern noch nicht völlig scheintot sind …

Worum also geht es in der Pubertät? Aufgrund der ungeheuer vielfältigen Verhaltensvarianten, die Jugendliche zeigen können, lässt sich sehr schwer definieren, was normal ist und was nicht. Diese Schwierigkeit wird noch durch die Tatsache verschärft, dass sowohl Familien als auch ihre Erwartungen sehr unterschiedlich sein können – was mit der jeweiligen Kultur und gesellschaftlichen Klasse ebenso viel zu tun hat wie mit bestimmten familiären Dynamiken. Obwohl beispielsweise Schwangerschaften von Teenagern in der Regel nicht wünschenswert sind, sehen einige Familien sie als völlig normal an, während es für andere unvorstellbar ist, dass ein Mädchen, das noch keine achtzehn Jahre alt ist, Sex haben kann. Was für die eine Familie eine rote Ampel ist, ist für eine andere grünes Licht …

Den Übergang vom Kind zum Teenager erleben viele Familien als Schock. Vor noch nicht allzu langer Zeit waren unsere Kinder noch engelsgleiche Zehn- und Elfjährige, die ihre Eltern idealisierten und ihr Zuhause für das beste auf der Welt hielten. Doch nur ein oder zwei Jahre später lehnen sie ihre Eltern plötzlich vehement ab und können es gar nicht erwarten, ihr Elternhaus zu verlassen. Obwohl den Eltern klar ist, dass die Kinder provozieren wollen, fühlen sie sich verletzt und fragen sich, womit sie das wohl verdient haben könnten.

Eltern in dieser Situation sollten bedenken, dass Mädchen und Jungen sich in der Pubertät in einem Zustand befinden, in dem das Blut in ihrem Körper scheinbar unkontrollierbar hin und her schießt und bewirkt, dass sie erröten, ihre Periode oder ungewollt eine Erektion bekommen. All dies kann Jugendliche verstören, und insofern ist es eigentlich nicht verwunderlich, dass die Eltern vom Leiden ihrer Kinder in diesem Alter eine gehörige Portion abbekommen. Tatsächlich haben diese Eltern sich nämlich nichts weiter zuschulden kommen lassen, als dass sie ihren Kindern Raum für Experimente gegeben haben und ihrem Leiden mit Verständnis begegnet sind.

Eine Prüfung für alle Beteiligten

Teenager haben oft sehr ambivalente Gefühle. Einerseits verhalten sie sich, als hätten sie keinerlei Verantwortungsgefühl, und andererseits zeigen sie durch viele indirekte Signale, dass ihnen das Wohl ihrer Eltern sehr am Herzen liegt.

Wenn Teenager nicht den für sie typischen Aktivitäten nachgehen, wie z. B. mit Freunden auszugehen und ihre eigenen Interessen zu entwickeln, wirkt sich das nachteilig auf ihre Entwicklung aus – auch wenn die Betreffenden sehr reif erscheinen. Einige wiederum verschieben ihre Pubertät auf einen Zeitpunkt, zu dem es für sie ungefährlicher ist zu experimentieren. Ein solcher Aufschub kann bis zu 20 Jahren dauern, und das dann sehr anstrengende Verhalten der Betreffenden lässt andere Menschen manchmal glauben, sie würden eine »zweite Pubertät« durchleben.

Probieren Sie einmal Übung 29 aus. Ihre Ziele mögen Ihnen banal erscheinen, doch um Teenager und ihre Eltern davon zu überzeugen, dass Veränderungen tatsächlich möglich sind – wie hoffnungslos die Situation auch wirken mag –, muss man mit kleinen Schritten und bescheidenen Erfolgen vorlieb nehmen.

Übung 29: Ein neuer Blick auf Ihren Teenager

Wenn Sie bei Ihrem Sohn oder Ihrer Tochter im Teenageralter mit Ihrem Latein am Ende sind, dann bitten Sie einen guten Freund der Familie, Sie bei folgender Übung zu unterstützen.

- Bitten Sie Ihren Freund zunächst, alles Positive zu notieren, was ihm zu Ihrer Tochter oder Ihrem Sohn einfällt.
- Lassen Sie Ihren Freund alle Eigenschaften zusammenstellen, die Ihr Teenager mit jedem seiner beiden Elternteile gemeinsam hat.
- Schauen Sie sich diese Liste nun an. Vielleicht sind Sie nicht mit allen aufgeführten Punkten einverstanden. Und vielleicht sind Sie der Meinung, dass Ihr Sohn oder Ihre Tochter Ihrem Freund jedesmal etwas vorspielt. Aber das braucht Sie nicht zu interessieren. Die positiven Aspekte, die Ihr Freund gefunden hat – beispielsweise dass es für ihn interessant sein kann, mit Ihrem Kind zu reden, dass Ihr Sohn oder Ihre Tochter sich Gedanken über andere macht oder höflich ist –, zeigen, dass Ihr Teenager nicht »völlig daneben« sein kann!
- Konzentrieren Sie sich auf die positiven Aspekte, bauen Sie auf ihnen auf und definieren Sie auf dieser Basis ein kleines, erreichbares Ziel. Formulieren Sie keine negativen und auch keine unrealistischen Ziele. Sie wollen ja eine positivere Situation herstellen! Beispiele für erreichbare kleine Ziele sind:
  - einmal wöchentlich 20 Minuten lang mit Ihrem Kind in einem Raum zu sitzen und über ein neutrales Thema zu sprechen;
  - gemeinsam mit ihm seine Lieblingssendung anzuschauen;
  - gemeinsam einen kurzen Ausflug zu einem Ort zu unternehmen, der sowohl Sie als auch Ihr Kind interessiert;
  - zweimal wöchentlich zueinander »Danke« zu sagen;
  - sich einmal alle 14 Tage die Lieblingsmusik ihres Kindes anzuhören.

Teenagersexualität und wie man nicht damit umgehen sollte

Für viele Familien mag es eine Horrorvorstellung sein, aber Teenager haben nun einmal die Macht, ihre Eltern zu Großeltern zu machen. Trotzdem hat Ihr Kind im Normalfall nicht ständig Sex im Kopf. Viele Teenager sind nicht sonderlich an aktivem Sex interessiert, aber praktisch alle haben sexuelle Empfindungen und Phantasien. Ob sie diese Empfindungen ausdrücken, ist eine völlig andere Sache und hängt sehr davon ab, wie ihre Familie damit umgeht.

Eltern nehmen oft an, in der Schule habe bereits die Aufklärung stattgefunden – und zwar schon vor einigen Jahren. Dies enthebt sie der Verantwortung für diese Aufgabe, bei der sich viele von ihnen unwohl fühlen. Und nur wenige machen sich die Mühe herauszufinden, was ihre Kinder tatsächlich über Sexualität wissen. Sollen Eltern wirklich mit ihren Söhnen oder Töchtern offen über Geschlechtsverkehr, Masturbation und Homosexualität sprechen? Sollen sie solche Gespräche von sich aus beginnen? Oder warten, bis ihre Kinder sie darauf ansprechen? Sollen sie ihre Kinder bitten, sie über ihr Sexualleben auf dem Laufenden zu halten? Sollen sie sich blind stellen oder auf eigene Faust herauszufinden versuchen, was ihre Kinder so »treiben«?

Leider – oder glücklicherweise – gibt es in dieser Hinsicht keine allgemeinverbindliche, »richtige« Verhaltensregel. Trotzdem können Sie als Eltern zumindest versuchen, einige der größten Fehler zu vermeiden. Hier einige Beispiele dafür, was Sie auf keinen Fall tun sollten:

- Gehen Sie nicht davon aus, dass Ihr Sohn oder Ihre Tochter ausreichend aufgeklärt ist, auch wenn das nach dem Lehrplan eigentlich geschehen sein müsste.
- Gehen Sie nicht davon aus, dass Ihre Kinder über Safer Sex, Empfängnisverhütung, Geschlechtskrankheiten und Aids hinreichend informiert sind.
- Vermitteln Sie Ihren Kindern nicht das Gefühl, dass man über Sex nicht reden darf.
- Suggerieren Sie ihnen nicht, dass es falsch ist, sexuelle Empfindungen zu haben.
- Spionieren Sie Ihren Kindern nicht nach.
- Schnüffeln Sie nicht in privaten Briefen oder Tagebüchern herum.

- Sagen Sie nicht, dass es Ihnen egal ist, wann, wo und mit wem Ihre Kinder Sex haben.

Manchmal testen Teenager ihre sexuellen Empfindungen auch an ihren Eltern aus. Obwohl sie gewöhnlich nicht glauben, dass ihre Eltern noch Sex haben, hält sie dies nicht davon ab, zu ihrer Mutter oder ihrem Vater als einem sexuellen Wesen in Beziehung zu treten. Manchmal flirtet eine Tochter mit ihrem Vater, um ihre Wirkung auf das andere Geschlecht an einem Mann auszuprobieren, bei dem sie dies gefahrlos tun kann. In solchen Fällen vermeidet ihr Vater es möglicherweise bewusst, sie zu umarmen, um nicht unabsichtlich ihre Brüste zu berühren. Manche Teenager laufen halbnackt durch ihr Elternhaus und bezeichnen ihre Eltern als prüde, wenn diese sie auffordern, sich etwas anzuziehen. Teenager verhalten sich gelegentlich sehr provozierend und sind sich dessen nicht immer bewusst. Das gilt auch für sexuelle Verhaltensweisen.

Für Eltern ist es sehr schwierig, den eigenen Kindern im Teenageralter zu gestatten, ihre Sexualität zu entwickeln, ohne sie einerseits zu ignorieren und sich andererseits einzumischen. Doch wenn sie mit diesem Aspekt des Familienlebens nicht fair und einfühlsam umgehen, können später ernste Probleme entstehen.

Jake war das jüngste von drei Kindern. Er lebte mit seiner geschiedenen Mutter, zwei älteren Schwestern und einer Großmutter zusammen. Alle diese Frauen hassten Männer. Das erleichterte Jake in der Pubertät nicht gerade das Leben. Bis zu diesem Zeitpunkt waren ihm die auf alle Männer gemünzten Verurteilungen erspart geblieben, weil er »nur« ein Junge war. Das einzige andere männliche Wesen im Haus war der Familienkater, der nicht nur kastriert war, sondern auch einen weiblichen Namen erhalten hatte: Jackie.

Wenn Jakes Mutter und seine Schwestern nackt durchs Haus gingen und über ihre Periode und ihren Busen redeten, schämte er sich immer mehr. Besonders schlimm wurde es, wenn seine

Schwestern ihn im Bad besuchten, um sich über sein »Ding« lustig zu machen. Das passierte ein paarmal, und weil die Badezimmertür nicht abzuschließen war, verbarrikadierte sich Jake schließlich. Obwohl seine Mutter und seine Schwestern immer wieder beteuerten, wie sehr sie ihn liebten, entwickelte er allmählich das Gefühl, dass er als Mann wertlos sei. Nun verstand er, warum sein Vater zehn Jahre zuvor das Haus verlassen hatte.

Dieses extreme Beispiel veranschaulicht, wie ungelöste Probleme aus der Vergangenheit in der Gegenwart reaktiviert werden können. Auf diese Weise kann ein heranwachsender junger Mann zu einem Frauenhasser wie sein eigener Vater werden.

Die sexuelle Entwicklung von Kindern ist ein sehr delikates Thema, und es gibt keine perfekte Methode, damit umzugehen. Viel hängt dabei von der Beziehung zwischen den Eltern und dem Heranwachsenden ab. Sex ist aus unterschiedlichen Gründen in manchen Familien ein Tabuthema. Hemmungen im sozialen Umgang, altmodische Wertvorstellungen, dunkle Geheimnisse, die mit Inzesterlebnissen zusammenhängen – die Liste der denkbaren Erklärungen ist lang.

Wie aber wirkt es sich auf junge Menschen aus, wenn Sex in einer Familie ein Tabuthema ist? Gewöhnlich fangen sie an, darüber zu spekulieren, *warum* Sex ein Tabuthema ist: Weil er schmutzig ist? Weil er geheimnisvoll ist? Weil er mit negativen Erinnerungen verbunden ist? Wenn nicht offen über Sex gesprochen wird, werden Phantasien und Heimlichkeiten gefördert. Aber wie kann man etwas zur Sprache bringen, das manchmal viele Generationen lang ein Tabu war? Eltern können das Eis zu brechen versuchen, indem sie direkt auf das Problem zu sprechen kommen: »In unserer Familie ist Sex immer ein Tabuthema gewesen. Darüber bin ich nicht glücklich, und ich möchte dies ändern …« Die eigenen Hemmungen oder das eigene Zögern zu thematisieren ist der erste Schritt auf dem Weg zu Offenheit und Ehrlichkeit.

Viele Eltern haben ihren Kindern im Teenageralter gegenüber manchmal sexuelle Empfindungen. Dasselbe gilt auch für die

Teenager gegenüber ihren Eltern. Doch solche Empfindungen oder Phantasien zu haben ist etwas völlig anderes, als sie auszuleben: Eine sexuelle Beziehung zwischen einem Elternteil und einem Kind – ganz gleich, welchen Alters – ist eine der schädlichsten Erfahrungen, die ein junger Mensch machen kann. Er wird dadurch in einen Zustand völliger Verwirrung gestürzt, im Namen der Liebe missbraucht und von der Person verraten, der er am meisten vertraut.

Sexueller Missbrauch wird vor der übrigen Familie gewöhnlich geheim gehalten – was oft durch Androhung körperlicher Gewalt oder durch psychische Erpressung erreicht wird. Leider glauben immer noch einige Eltern, hauptsächlich Väter, es sei gut für ihre Tochter, mit ihnen eine sexuelle Beziehung zu haben. Manchmal behaupten solche Väter, ihre 13-jährige Tochter habe sie verführt – wodurch den Opfern auch noch die Verantwortung für das Erlebte zugeschoben wird. Obgleich uns als Außenstehenden sonnenklar ist, dass die Verantwortung für Missbrauch einzig und allein beim Täter liegt, kann das Opfer, das unter den Nachwirkungen jahrelanger falsch verstandener Liebe leidet, oft nicht anders, als sich schuldig zu fühlen.

Der Kontakt zu einem Elternteil, dem es vertrauen kann, der ihm glaubt und der in der Lage ist, es zu schützen, hilft dem Opfer, mit einem der schlimmsten Traumata fertig zu werden, die ein Mensch erleben kann. Leider fällt es vielen missbrauchten Teenagern sehr schwer, Vertrauen zu einem Menschen zu entwickeln, nachdem sie von denjenigen, die sie eigentlich bedingungslos hätten lieben müssen, so schwer enttäuscht wurden.

Essen oder nicht essen ...

Jugendliche können es ihren Eltern einfach nicht recht machen: Sie essen entweder zu wenig oder zu viel oder zu viel zur falschen Zeit. Und aus der Sicht der Jugendlichen selbst können es natürlich auch die Eltern nicht recht machen. Je mehr Aufhebens die

Eltern vom Essen machen, umso problematischer wird das Essen. Oder verhält es sich umgekehrt? Je »abnormer« die Jugendlichen essen, umso mehr Aufhebens machen die Eltern.

Essstörungen können in jedem Alter auftreten, doch die schwerwiegenden beginnen in der Pubertät. Weil sich in dieser Zeit die Fettanteile in den verschiedenen Körperbereichen verändern, stürzt der Körper mit seinen zahlreichen Metamorphosen die Teenager in die völlige Konfusion. Moden und der Druck von Seiten Gleichaltriger in Verbindung mit den aufkommenden sexuellen Empfindungen schwächen das ohnehin schon erschütterte Selbstbild. Um mit diesen Belastungen fertig zu werden, stopfen sich einige Teenager entweder voll, oder sie hungern.

Steves Freunde konnten es einfach nicht fassen, wie viel er aß. Er hatte ständig Appetit und schien jeden Tag ein Pfund zuzulegen. Er war erst 13 Jahre alt und wog schon über 80 Kilo. Seine Eltern zogen einen Kinderarzt zu Rate, der eine Diät empfahl, an die Steve sich jedoch einfach nicht hielt: Er mochte nun einmal Chips, Schokolade und Eiscreme besonders gern. Dann empfahl der Kinderarzt Steve, in einem Esstagebuch festzuhalten, was er wann aß und in welchen Mengen.

Nach vierzehn Tagen war klar: Steve aß das meiste zwischen 18 und 20 Uhr und an den Wochenenden. Steve und seine Familie wurden gebeten, sich zu überlegen, wie sie gemeinsam versuchen könnten, diese Zeiten mit Aktivitäten zu verbringen, die das Essen ersetzen. Zunächst kam dabei gar nichts heraus. Die Familie hatte seit Jahren nichts mehr gemeinsam unternommen. Doch weil alle sich um Steves Gewicht und die damit verbundenen Gefahren für seine Gesundheit sorgten, waren sie bereit, ihre Lebensweise zu ändern. Sie tüftelten ein Rotationssystem aus, in dem beide Eltern sich dazu verpflichteten, mit Steve in den kritischen Zeiten körperlich aktiv zu werden. Die Mutter ging mit ihm dreimal wöchentlich zum Schwimmen, und der Vater trat mit Steve zusammen einem Badmintonverein bei und spielte dort mit ihm an zwei weiteren Spätnachmittagen sowie am Sonntagmorgen.

Auf diese Weise wurde Steve sehr schnell fit, und er verlor ziemlich viel Gewicht – ebenso wie seine Eltern, die beide Übergewicht gehabt hatten. Außerdem lernten Steve und seine Eltern sich durch die gemeinsamen Aktivitäten wesentlich besser kennen, und da er sich allmählich in seinem Körper wohler fühlte, fing er auch an, sich für den Schulsport zu interessieren. Sechs Monate später trat er für seine Schule bei Badminton- und Schwimmwettkämpfen an, und seine Freunde rissen sich darum, an den Wochenenden mit ihm Sport zu treiben. Auch seine Eltern, die selbst wieder Geschmack an körperlicher Aktivität gefunden hatten, hielten sich weiter fit, indem sie regelmäßig schwammen und Badminton spielten.

Obwohl es viele Erfolgsgeschichten wie diese gibt, ist es nicht immer leicht, Frustessen durch eine andere Aktivität zu ersetzen. Wenn Teenager nicht als sexuelle Wesen gesehen werden wollen, versuchen sie manchmal, sich so unattraktiv wie möglich zu machen – und das geschieht unter anderem durch übermäßiges Essen oder durch Hungern.

Erwachsen zu werden bedeutet unter anderem auch, dass man mit der eigenen Sexualität im Reinen ist. Manche Teenager reagieren wie Peter Pan: Sie weigern sich, erwachsen zu werden. Dies kann mit der Art zusammenhängen, wie ihre Familie mit Sexualität umgegangen ist und welche Vorbilder sie hatten. Hat beispielsweise eine Tochter miterlebt, wie ihre Mutter jahrelang in ihrer Ehe gedemütigt wurde, verspürt sie möglicherweise keinerlei Lust, in die gleiche Situation zu kommen. Das kann sie dazu bringen, anders als ihre Mutter zu sein – indem sie beispielsweise »asexuell« wird. Sie gibt sich dann möglichst burschikos, vernachlässigt ihr Äußeres, kleidet sich unansehnlich, achtet nicht auf persönliche Hygiene und entwickelt möglicherweise einen »männerabstoßenden« Körpergeruch.

Eine andere Möglichkeit, sich dem Erwachsenwerden zu verweigern, besteht darin, die eigene sexuelle Entwicklung durch Hungern zu stören. Das kommt bei Jugendlichen nicht selten vor, und es gibt viele unterschiedliche Gründe dafür, von denen nicht alle etwas mit der Familie zu tun haben. In diesem Buch konzentrieren wir uns jedoch auf den »familiären Faktor«.

Unter Magersucht (Anorexie) leidende Teenager, meist Mädchen, stammen gewöhnlich aus liebevollen Familien. Einige dieser Familien überhäufen ihre Kinder derart mit Liebe, dass diese die ständige Zuwendung einfach nicht mehr ertragen können – nämlich wenn sie sich aufgrund der einsetzenden Pubertät mit allen möglichen anderen Dingen herumschlagen. Weil es ihnen sehr schwer fällt, ihren Eltern zu sagen, dass sie in Ruhe gelassen werden wollen, tun sie dies indirekt – wenn auch wesentlich radikaler.

Für Teenager, die sich durch die »Liebe« und die Erwartung ihrer Eltern, adäquat wiedergeliebt zu werden, kontrolliert fühlen, ist die Beeinflussung des eigenen Körpers manchmal die einzige Möglichkeit, den Eltern gegenüber ein »Nein« zum Ausdruck bringen. Diese für die Eltern schmerzhafte Lektion wiederholt sich manchmal in der Pubertät, wenn Themen wie Unabhängigkeit und Autonomie erneut auf den Tisch kommen.

Anorexia nervosa im fortgeschrittenen Stadium erfordert eine medizinische Betreuung. Erst wenn der körperliche Zustand stabilisiert ist, kann eine Psychotherapie sinnvoll sein. Familientherapie hat sich als sehr wirksam erwiesen, um Anorektikern und ihren Familien zu helfen. Konkret bedeutet dies, dass das Familienleben nicht mehr so »nett« wie vorher ist, aber auch ungefährlicher wird: Laute Streitereien ersetzen allmählich die lautlose Selbstzerstörung.

Warum manche Teenager schlechte Gesellschaft suchen

Erwachsen zu werden ist zwangsläufig damit verbunden, dass man zunehmend mit Gleichaltrigen in Kontakt kommt. Kontakte zur Welt außerhalb der Familie beinhalten stets die Gefahr, dass Jugendliche »schlechten Einflüssen« – wie die Eltern es nennen – ausgesetzt sind. Diese so genannten schlechten Einflüsse können Eltern bequem nutzen, um das schlechte Benehmen ihrer Kinder zu rechtfertigen. Häufig heißt es: »Das hat er nicht von uns, sondern von der schlechten Gesellschaft, mit der er sich in letzter Zeit herumtreibt.« Nun kann man sich fragen, warum manche Teenager so genannte schlechte Gesellschaft suchen, während andere dies nicht tun. Ist das einfach Pech?

Übung 30: Versetzen Sie sich in Ihre Kinder

Pubertierende wirken manchmal sehr distanziert. Wenn Sie als Eltern verstehen möchten, was Ihre Kinder in diesem Alter durchmachen, sollten Sie sich folgende Fragen beantworten.

- Erinnern Sie sich an die Zeit, in der Sie selbst ein Teenager waren:
  - Was war das Schlimmste, das Sie in dieser Zeit getan haben?
  - Haben Ihre Eltern das herausgefunden?
  - Wie haben sie darauf reagiert?
  - Wer von ihnen war ärgerlicher: Ihre Mutter oder Ihr Vater?
  - Waren Ihre Eltern zu Recht aufgebracht, oder war ihre Reaktion überzogen?
  - Wollten Sie Ihre Eltern ärgern?
  - Was war für Sie das Unerfreulichste, das Ihr Vater oder Ihre Mutter zu Ihnen sagen konnte?
  - Hat das etwas mit dem zu tun, was Ihren Sohn oder Ihre Tochter an Ihnen als Eltern am meisten aufregt?
  - Mit welchen Interessen und Freunden Ihrer Kinder können auch Sie als Erwachsener im Augenblick etwas anfangen?
  - Was oder wer davon würde auch Ihnen gefallen, wenn Sie jetzt Teenager wären?
- Beurteilen Sie Ihre Antworten:
  - Betrachten Sie das Verhalten Ihres Kindes im Teenageralter Ihnen gegenüber jetzt als weniger distanziert?
  - Verstehen Sie Ihr Kind jetzt besser?
- Reden Sie mit Ihrem Sohn oder Ihrer Tochter über Ihre Gemeinsamkeiten (statt weiter auf den Unterschieden herumzureiten).

Teenager sind oft wesentlich sensibler, als ihre Eltern wahrhaben wollen. Manchmal könnte man fast denken, dass sie über eine außersinnliche Wahrnehmung verfügen, denn sie bekommen sogar Dinge mit, über die nie offen gesprochen wurde. Aber das ist im

Grunde nicht so mysteriös, wie es scheint. Weil Teenager schon ziemlich lange mit ihren Eltern zusammenleben, haben sie gelernt, zwischen den Zeilen zu lesen. Sie haben beobachtet, dass ihre Eltern bestimmte Themen oder Diskussionen über ihre eigene Kindheit vermeiden. Das macht sie neugierig und bringt sie dazu, mit einigen Tabuthemen zu experimentieren, und sei es nur, um herauszufinden, warum ihre Eltern so ausweichend reagieren.

Aus einer anderen Perspektive betrachtet könnte man denken, dass die Eltern die Jugendlichen unbewusst geradezu dazu provozieren, etwas zu tun, das sie selbst nie tun durften, und diese für sie problematische Situation zu reinszenieren. Verbindungen zwischen Vergangenheit und Gegenwart herzustellen ist oft der erste Schritt auf dem Weg zur Lösung eines aktuellen Problems in einer Familie.

Renitenz von Jugendlichen ist sehr verbreitet. Manchen »bösen Jungs« fällt die Aufgabe zu, »böse Männer« zu ersetzen. Andere können nicht anders, als den Erwartungen ihrer Familie zu entsprechen, dass Jungen nun einmal böse sein oder eine »renitente Phase« durchleben müssen. Solange die betreffende Familie nicht erkennt, dass dies nicht die Wahrheit, sondern ein Skript ist, wird dieses Muster sich weiter wiederholen.

Bestrafungen und Sanktionen

Was können Eltern tun, wenn Teenager gegen Regeln verstoßen? Viele Strategien, die sie angewandt haben, als die Kinder noch kleiner waren, erfüllen in diesem Alter ihren Zweck nicht mehr, weil Teenager leere Strafandrohungen und Bestechungsversuche durchschauen. Auch körperliche Strafen erfüllen ihren Zweck nicht, weil Gewalt zu immer neuer Gewalt führt und weil viele Jugendliche körperlich stärker sind als ihre Eltern. Wenn sie geschlagen werden, können sie zurückschlagen.

Manchmal versuchen Eltern, ihren heranwachsenden Kindern gegenüber die Strategie der paradoxen Intervention anzuwenden. Sie fordern sie dazu auf, genau das Gegenteil von dem zu tun, wozu sie sie eigentlich bringen wollen, in der Hoffnung, dass die Kinder in ihrer zwanghaften Neigung, gegen alles, was ihre Eltern sagen, zu opponieren, das eigentlich Gewünschte tun. Beispielsweise könnte eine Mutter, die mit ihrer notorisch ungehorsamen Tochter ständig streitet, die Tochter immer wieder auffordern, noch lauter zu brüllen und noch saftigere Schimpfwörter zu benutzen. Die Tochter müsste dann eigentlich, weil sie einer Aufforderung ihrer Mutter ja keinesfalls nachkommen kann, ruhiger werden und weniger Schimpfwörter benutzen, um ihren Ungehorsam zu dokumentieren …

So schlau derartige Manöver auch sein mögen, die Kinder kommen meist schnell dahinter und drehen den Spieß um: Sie nehmen die Aufforderung der Eltern wörtlich, tun genau das, wozu sie aufgefordert wurden, und machen die Eltern dann für das Resultat verantwortlich, indem sie sagen: »Du hast doch selbst gesagt, dass ich das tun soll!«

Paradoxe Interventionen und Bestrafungen erfüllen ihren Zweck längerfristig nicht. Erfolgversprechender ist es, bei Regelverstößen Sanktionen anzuwenden, indem man dem Jugendlichen etwas, das er besonders schätzt, verwehrt. Ein solcher Privilegienentzug kann darin bestehen, dass der Teenager eine Zeitlang seine Lieblingssendung im Fernsehen nicht anschauen darf, dass er für kurze Zeit Hausarrest hat, dass er eine Sportveranstaltung nicht besuchen darf oder kein Taschengeld bekommt. Sanktionen sind ein diplomatisches Mittel zur Beilegung eines Konflikts, und über sie kann verhandelt werden. Wenn der Jugendliche weiß, was er bei Verstößen gegen eine bestimmte Regel zu erwarten hat, ist er für die Konsequenzen seines Handelns voll verantwortlich. Teenager verstehen es manchmal sehr geschickt, den Eindruck zu erwecken, dass ihnen eine bestimmte Sanktion nicht viel ausmacht, um ihre Eltern zur Aufhebung des Verbots zu bewegen. Allerdings ist es sinnlos, Sanktionen zu verhängen, wenn man sie im nächsten Moment schon wieder aufhebt.

Problemeltern

Zwar wird oft über besonders problematische Jugendliche geredet, aber nur selten über »Problemeltern«, die ebenso verbreitet sind. Manche Eltern empfinden den Umgang mit ihrem jugendlichen Nachwuchs als harte Prüfung, weil er sie auf eigene Probleme stößt – wobei sich herausstellen kann, dass in Wahrheit sie das Problem sind, nicht ihrer Kinder.

Neidische Eltern

Neidische Eltern können ihre Kinder im Teenageralter in große Schwierigkeiten bringen. Viele Eltern leugnen, dass sie auf ihre Kinder neidisch sein könnten, doch im nächsten Moment erwähnen sie, sie selbst hätten eine harte Kindheit gehabt, und ihren Söhnen oder Töchtern würde es sicher auch nicht schaden, wenn es ihnen nicht immer nur ums Spaßhaben ginge.

Beispielsweise kann ein Vater ständig über seine eigene Jugend reden – darüber, dass er selbst Geld verdienen und die Hausarbeit erledigen musste. Solche Schilderungen lassen Teenager gewöhnlich kalt, und wenn sie dem Vater dann auch noch vorwerfen, er sei nur neidisch, weil sie ein angenehmeres Leben hätten als er damals, bricht das Donnerwetter los.

Wenn die Mutter in diesem Fall der Meinung ist, die Kinder hätten ein Recht darauf, es sich gut gehen zu lassen, fällt es ihr wahrscheinlich sehr schwer, zu dem Konflikt Stellung zu nehmen: Stellt sie sich auf die Seite ihrer Kinder, wird ihr Mann noch wütender; unterstützt sie hingegen seine Position, nehmen die Kinder ihr übel, dass sie um des lieben Friedens willen für den Vater Partei ergriffen hat. Ist eine solche Auseinandersetzung erst einmal entbrannt, kann man nur wenig tun; doch nachdem wieder Ruhe eingekehrt ist, sollte man über den Konflikt reden.

Das Schwierigste ist für neidische Eltern, sich ihre Neidgefühle selbst einzugestehen. Gelingt ihnen das, ist die Schlacht schon halb gewonnen. Dann müssen sie sich mit der Frage beschäftigen, warum Kinder kein Recht darauf haben sollten, eine bessere Kindheit zu genießen, als ihre Eltern sie hatten. Dies wiederum führt zu der Frage: »Wie kann ich an der Freude meiner Kinder freudig Anteil nehmen?«

Konkurrierende Eltern

Manchmal treten Mütter, bewusst oder unbewusst, in Konkurrenz zu ihren Töchtern. Sie legen sich dann die gleiche Frisur zu, benutzen das gleiche Make-up, tragen ähnliche Kleidung und sind meist hocherfreut, wenn ein Mann sie für eine Schwester ihrer Tochter hält. Ebenso können manche Väter es nicht ertragen, wenn ihre Söhne besser Tennis oder Schach spielen als sie selbst.

Rivalität zwischen den Generationen kann ein beängstigendes Ausmaß erreichen und dazu führen, dass Eltern sich im fortgeschrittenen Alter wie Teenager benehmen. Wenn Eltern von ihren Kindern in irgendeiner Hinsicht »überrundet« werden, erzeugt dies bei den meisten von ihnen Stolz, bei einigen aber auch Verzweiflung. Letztere hat oft viel mit unbefriedigtem Ehrgeiz und versäumten Chancen zu tun. Wenn Eltern sich solcher Empfindungen und ihres Ursprungs nicht bewusst sind, können sie die Erfolge ihrer Kinder nicht genießen, und dies kann für sie irgendwann zu einer starken Belastung werden. Manche Jugendliche, die das Gefühl haben, dass sie ihre Eltern besser nicht übertrumpfen sollten, nutzen deshalb ihre Entwicklungsmöglichkeiten nicht in dem Maße, wie sie es eigentlich könnten, und erreichen dadurch, dass sich ihre Eltern im Vergleich mit ihnen etwas weniger unzulänglich fühlen. Selbstaufopferung ist bei Teenagern zwar selten, aber sie kommt vor.

Abhängige Eltern

Manche Eltern – oft solche, die sich einsam fühlen oder die nicht ganz gesund sind – konfrontieren ihre Kinder in einer Zeit, in der sie aufgrund ihrer wachsenden Unabhängigkeit als »Hilfskräfte«

im Elternhaus immer weniger zur Verfügung stehen, in zunehmendem Maße mit Forderungen. Da diese Jugendlichen ihr ganzes bisheriges Leben dazu »angelernt« wurden, die Gesellschafter ihrer Eltern zu sein, können sie nicht anders, als ihre Eltern zu bedauern. Die Folge ist, dass sie aus Loyalität den Eltern gegenüber ihre Jugend opfern.

Dafür zahlen Jugendliche häufig einen hohen Preis. Im schlimmsten Fall werden sie dauerhaft auf eine Pfleger- oder Patientenrolle festgelegt. Sich um einen Elternteil zu kümmern, kann zu einer Lebensaufgabe werden, und wenn der Vater oder die Mutter dann schließlich stirbt, entsteht im Leben des Betreuer-Kindes ein Leerraum, der sich nicht mehr füllen lässt. Natürlich gibt es auch den umgekehrten Fall: dass ein Elternteil oder beide Eltern lebenslang zu Pflegern und ihr Kind zum Patienten wird. Beide Situationen sind für Familien nicht gut, sie werden aber manchmal geduldet, weil die Eltern die Vorstellung, dass ihr Kind das Haus verlassen könnte, unerträglich finden.

Die Pubertät markiert den Übergang zwischen Kindheit und Erwachsenenalter, zwischen Abhängigkeit und Unabhängigkeit. Deshalb ist es durchaus verständlich, wenn sowohl die Eltern als auch ihre jugendlichen Töchter und Söhne gemischte Gefühle haben, wenn der Zeitpunkt, das Nest zu verlassen, näher rückt. Eltern wissen, dass sie nach dem Auszug eines Kindes aus dem gemeinsamen Haushalt in der Regel zunächst ein Gefühl der Erleichterung verspüren werden, dass diese Veränderung sie aber andererseits zwingt, ihr eigenes Leben neu zu organisieren und auszurichten. Sie müssen sich damit auseinandersetzen, dass ihre Paarbeziehung für sie wieder in den Vordergrund tritt. Und wenn sie »nur wegen der Kinder« zusammengeblieben sind, wie so viele behaupten, ist nun der Zeitpunkt für eine große Ehekrise gekommen.

Übung 31: Eltern-Verschwinde-Zauber

Haben Sie schon jemals darüber nachgedacht, dass Sie auch einfach verschwinden könnten, wenn Ihre pubertierenden Kinder sich wieder einmal unmöglich benehmen? Natürlich. Aber dann ist Ihnen durch den Kopf gegangen, was ihre Kinder in Ihrer Abwesenheit alles anstellen könnten, und wahrscheinlich haben Sie die Idee dann als zu riskant verworfen. Dabei brauchen Sie mitten in einem Streit nicht einmal einen dramatischen Abgang zu inszenieren, sondern können stattdessen einen «Eltern-Verschwinde-Zauber« durchführen. Dabei übermitteln Sie Ihren Kindern die Botschaft, dass Sie auch ein eigenes Leben haben, das Ihre Kinder nichts angeht. Und das geht so:

- Vereinbaren Sie mit Ihrem Partner einen »geheimen« Ausflug an einem bestimmten Tag.
- Hinterlassen Sie auf dem Küchentisch die Notiz: »Wir sind ausgegangen und kommen erst spät zurück.«
- Verlassen Sie das Haus, ohne dass Ihre Kinder es merken.
- Suchen Sie einen Ort auf, an dem Ihre Kinder Sie wahrscheinlich nicht vermuten werden, und verbringen Sie dort den Abend.
- Achten Sie darauf, dass niemand weiß, wohin Sie gegangen sind.
- Verraten Sie Ihren Kindern auch nach Ihrer Rückkehr nicht, wo Sie waren.
- Antworten Sie auf alle Fragen: »Das geht nur uns beide etwas an.«
- Wiederholen Sie diese Ausflüge einmal wöchentlich, aber jeweils an unterschiedlichen Abenden, damit sie nicht vorhersehbar werden.

All das wird den Kindern nicht gefallen, weil sie sich ausgeschlossen fühlen. Andererseits wird es sie aber auch beruhigen zu sehen, dass ihre Eltern ein eigenes Leben haben. Diese Ausflüge können bei den Eltern selbst das Bewusstsein stärken, dass sie ein Paar sind; und sie können ihnen auch einen Vorgeschmack von der Freiheit (oder Langeweile) geben, die sie erwartet, wenn ihre Kinder den gemeinsamen Haushalt verlassen haben.

Wann ist der richtige Zeitpunkt zum Verlassen des Elternhauses gekommen? Das hängt von vielen Faktoren ab: der finanziellen Situation, der Gesundheit, von Familientraditionen, der Verfügbarkeit einer Wohnung usw. Diesbezüglich kann man keine allgemeinverbindlichen Regeln aufstellen – abgesehen davon, dass eine Familie sich im Klaren sein muss, dass darüber offen gesprochen werden sollte. Wenn Kinder ihr Elternhaus plötzlich verlassen, ohne jede Vorwarnung oder sogar nach einem Wutanfall, hinterlassen sie meist ungelöste Probleme. Sie kehren dann oft einige Wochen oder Jahre später – manchmal sogar in ziemlich fortgeschrittenem Alter – in die Familie zurück, in der Hoffnung, diese das nächste Mal nach ausführlichen klärenden Gesprächen und Verhandlungen verlassen zu können.

Midlife-Eskapaden und Scheidungsmelodramen

Das Märchen, dass zwei Menschen sich auf den ersten Blick ineinander verlieben, heiraten und für alle Zeit glücklich zusammenleben, hat nichts mit der Realität zu tun. Viele Paare brauchen nicht mehr sieben Jahre zu warten, bis sie der Hafer sticht: Mehr als ein Drittel aller Ehen endet mit einer Scheidung; viel öfter kommt es zu zeitweiligen Trennungen, und in anderen Fällen findet eine Entfremdung statt, ohne dass die Ehe beendet wird. Rein theoretisch haben Gesetzesänderungen und die heutige gesellschaftliche Einstellung es leichter gemacht, eine Ehe zu beenden. Erstaunlicherweise bleiben jedoch viele Beziehungen weiter bestehen, obwohl es eigentlich im Interesse aller Beteiligten wäre, sie zu beenden. Solche Beziehungen sind für alle Betroffenen, und insbesondere für die Kinder, sehr leidvoll.

Das leere Nest und die Folgen

Sobald die Kinder aus dem Gröbsten heraus sind, tritt die Familie in eine neue Phase ein. Die Eltern, die nun zwischen Mitte 40 und Mitte 60 sind, müssen sich mit einigen neuen Aufgaben auseinandersetzen:

- Sie müssen ihre eheliche Beziehung wiederbeleben bzw. neu definieren.
- Sie müssen neuartige Beziehungen zu ihren erwachsenen Kindern entwickeln.
- Sie müssen die Partner ihrer Kinder akzeptieren.
- Sie müssen sich darauf vorbereiten, bald Großeltern zu sein.

- Sie müssen ihren eigenen, mittlerweile alten Eltern helfen, ihr Leben zu organisieren.

Überdenken der bisherigen Rollen

Manchen Familien fällt es leichter als anderen, mit dem Auszug der Kinder aus dem Elternhaus fertig zu werden: Oft haben die Eltern diesem Zeitpunkt mit freudiger Erwartung entgegengesehen. Sie wollten dann all die Dinge tun, die kaum möglich waren, solange die Kinder noch bei ihnen lebten. In anderen Familien, in denen die Eltern ihre Identität über ihre Kinder definiert haben, entsteht eine völlig andere Situation. Der Auszug der Kinder verursacht plötzlich Leere, weil die Eltern es aufgrund ihrer Konzentration auf die Elternrolle versäumt haben, ihre eheliche Beziehung weiterzuentwickeln. Werden sie mit dem leeren Nest konfrontiert, erscheint ihnen ihr eigenes Leben sinnlos. Sie schauen einander dann noch einmal gründlich an und fragen sich, ob sie nach dem Auszug der Kinder überhaupt noch eine gemeinsame Basis haben.

Auf solche »Eltern im Ruhestand« wartet eine schwierige Zeit: Sie müssen sich entweder erneut füreinander entscheiden oder über eine Trennung nachdenken. Diese schwierigen Entscheidungen können manchmal auf unbestimmte Zeit hinausgezögert werden, wenn ihre erwachsenen Kinder ihnen neue Elternaufgaben anbieten: Sie »schenken« ihren Eltern ein Enkelkind und beziehen sie als frischgebackene Großeltern aktiv in die Betreuung des Babys ein. Manchmal kommt auch ein schon erwachsenes Kind wieder nach Hause zurück, nachdem es das Studium abgebrochen hat oder nachdem eine stürmische Beziehung zu Ende gegangen ist und der junge Erwachsene Liebeskummer hat.

Wenn erwachsene Kinder in ihr Elternhaus zurückkehren, um erneut bei ihren Eltern zu leben, oft Jahre nach ihrem ersten Auszug, tun sie dies selten aus dem bewussten Bestreben heraus, die Beziehung ihrer Eltern zu retten. Aus ihrer Sicht ist in ihrem eigenen Leben etwas schiefgegangen, und sie glauben, keine andere Möglichkeit zu haben, als nach Hause zurückzukehren. Wenn sie dann bei ihren Eltern anklopfen, werden sie manchmal mit offenen Armen aufgenommen, manchmal aber auch nicht – je nachdem, ob ihre Eltern es geschafft haben, ihr Leben neu zu orientieren.

Ist ihnen diese Umstellung nicht gelungen, kommt ihnen die Heimkehr des »verlorenen Sohnes« oder der »verlorenen Tochter« nicht immer ungelegen – auch wenn sie das Gegenteil beteuern. Die meisten Eltern wollen, dass ihre Kinder ein unabhängiges Leben führen. Doch können sie, manchmal ohne es zu merken, dabei durchaus eine Doppelbotschaft übermitteln und ihre Kinder zur Rückkehr in die Abhängigkeit animieren. Entsprechen die Bedürfnisse eines Elternteils oder beider Eltern denjenigen des Sohnes oder der Tochter, steht einer glücklichen Wiedervereinigung nichts mehr im Wege. Doch selbst wenn dies kurzfristig sinnvoll ist, verzögert es nicht nur die Entwicklung des jungen Menschen, sondern auch die der Eltern, die in ihre alten Rollen zurückkehren …

Die Eltern stehen vor einem Dilemma. Einerseits bittet sie ihr erwachsenes Kind, es bei sich aufzunehmen. Geben sie dem nach, wird die Entwicklung des jungen Menschen zur Unabhängigkeit eventuell um Jahre verzögert. Verweigern sie hingegen ihre Hilfe, müssen sie sich Sorgen darum machen, was aus ihrem Kind wird. Eltern, die mit solch einem Dilemma konfrontiert werden, müssen nicht nur abwägen, was für ihr Kind das Beste ist, sondern auch für sich selbst die bestmögliche Entscheidung treffen. Eventuell befindet sich ihre eigene Beziehung in einer schwierigen Phase, und die Rückkehr des Sohnes oder der Tochter hilft ihnen, ihre Beziehung zueinander zu stabilisieren. Andererseits besteht aber auch die Möglichkeit, dass ihre Beziehung dadurch noch brüchiger wird. Und wenn sie sich nach vielen stürmischen Jahren gerade erst an die neue Ruhe gewöhnt haben, wollen sie sicher nicht, dass diese nun gestört wird.

Auch psychische Probleme und Nervenzusammenbrüche sind Gründe für die Rückkehr ins Elternhaus. Wenn Eltern damit konfrontiert werden, dass eines ihrer erwachsenen Kinder sich in einer seelischen Notlage befindet, haben sie kaum eine andere Möglichkeit, als ihm zumindest für kurze Zeit Schutz und Hilfe zu gewähren. Doch dann müssen Pläne für die Folgezeit geschmiedet werden, um zu vermeiden, dass der Zustand des jungen Menschen chronisch wird. Da viele nervöse Probleme, unter denen junge Erwachsene leiden, »hausgemacht« sind, ist es nicht immer das Beste, wenn sie in schwierigen Situationen nach Hause zurückkehren, weil dies ein Rückschritt sein kann. Doch andererseits ist es auch nicht ratsam, einen gestörten jungen Menschen, der nicht weiß, wohin er gehen soll, aus dem Haus zu weisen, und in der Regel wirkt es kontraproduktiv.

Manchmal sind die einzigen Alternativen die Rückkehr ins Elternhaus oder die Aufnahme in eine psychiatrische Klinik – doch oft ist keine dieser beiden Möglichkeiten angezeigt. In solchen Fällen können Verwandte oder Freunde helfen, indem sie übergangsweise eine Unterkunft zur Verfügung stellen. Unabhängig von den Eltern und doch mit der Familie verbunden, nicht im Elternhaus und doch geschützt, erhält der junge Mensch auf diese Weise die Möglichkeit, allmählich wieder auf die Füße zu kommen. Für Menschen, die keine hilfsbereiten Familienangehörigen oder Freunde haben, gibt es Übergangsheime, die manchmal von staatlichen oder privaten Institutionen betrieben werden. Diese bieten jungen Menschen, die zu Haus nicht mehr zurechtkommen und die andererseits mit der Welt außerhalb der Familie noch nicht allein fertig werden, eine Unterkunft. So wird ihnen und ihren Familien geholfen, den Wechsel aus der Familie in die Welt, der sich oft über Jahre hinzieht, zu bewältigen.

Dem Leben neue Würze geben

Von ihren Erziehungsaufgaben befreite Eltern beschäftigen sich oft noch einmal neu mit ihrem Partner. Ist die Beziehung mittlerweile langweilig geworden? Gibt es eine Möglichkeit, sie ein we-

Übung 32: Spontaneität üben

Jemanden, der uns bis in unser tiefstes Inneres kennt, zu überraschen, kann nach vielen Jahren des Zusammenlebens sehr schwierig sein. Dies erfordert Spontaneität.

Phase 1: Sichere Spontaneität

- Machen Sie sich einige Ihrer eingefleischten Gewohnheiten bewusst, beispielsweise wo Sie in der Regel sitzen, was Sie sich regelmäßig im Fernsehen anschauen und auf welcher Seite des Bettes Sie schlafen.
- Versuchen Sie, gegen diese Gewohnheiten anzugehen: Setzen Sie sich nicht auf »Ihren« Stuhl, schlafen Sie nicht auf »Ihrer« Seite des Bettes und schauen Sie sich nicht mehr »Ihre« Fernsehsendung an.
- Sagen Sie Ihrem Partner, dass Sie dies tun, weil Sie sich verändern wollen, und machen Sie es auch ihm schmackhaft, sich zu verändern.

Phase 2: Spielerische Spontaneität

- Treffen Sie mit Ihrem Partner eine Vereinbarung: Tun Sie beide 14 Tage lang jeden Tag spontan etwas, das für Sie ungewöhnlich ist – aber ohne dem Partner zu sagen, was es ist.
- Am Ende des jeweiligen Tages können Sie und Ihr Partner dann gemeinsam raten, was am Verhalten des anderen spontan war!

Phase 3: Ernste Spontaneität

Nach erfolgreichem Abschluss dieser ersten beiden Phasen können Sie mit der Spontaneität Ernst machen – was den Humor nicht ausschließt!

- Üben Sie, über die Stränge zu schlagen (natürlich ohne sich selbst oder andere zu gefährden).
- Stellen Sie sich vor, Sie wären der schlechteste Komödiant, den es jemals gab. Übertreiben Sie alles, was Sie tun – in der geschützten Situation Ihrer Wohnung. Falls Ihre Phantasie Sie im Stich lassen sollte:
  - Probieren Sie eine besonders alberne Art zu gehen aus.
  - Ziehen Sie eine Maske oder einen komischen Hut an.
  - Sprechen Sie mit einem fremdländischen Akzept, beispielsweise mit dem eines russischen Offiziers, eines italienischen Skilehrers oder eines französischen Filmstars.
  - Bringen Sie Ihren Partner zum Lachen. Wenn er zu weinen anfängt, haben Sie allerdings etwas falsch gemacht!

nig aufregender zu gestalten? Einander zu überraschen und alte Gewohnheiten zu durchbrechen, kann einer Beziehung an diesem Punkt helfen.

Paare, die jahrelang ihre Trennung aufgeschoben haben, sind nach dem Auszug der Kinder aus dem Elternhaus nicht immer zu einem solchen Neuanfang bereit. Allerdings ist die Zahl der Paare, die sich trennen wollten, dies aber dann letztendlich doch nicht tun, erstaunlich groß. Dafür gibt es viele gute Gründe, beispielsweise eine Krankheit, die Wohnsituation oder beschränkte finanzielle Möglichkeiten. In anderen Fällen führt das Wiedererwachen der Freundschaft und Zuneigung zwischen beiden Partnern zur Fortführung der Beziehung. Doch vielfach trägt auch noch ein anderer wichtiger Faktor dazu bei: die Angst vor der Einsamkeit.

Warum Menschen zusammenbleiben: Zweisamkeit ist Gesellschaft

Durch langjähriges Zusammensein entstehen Gewohnheiten, und die Aussicht, niemanden zu haben, über den man sich beklagen kann, ist für einige Menschen schlimmer als die Vorstellung, sich so lange über die Regelung alltäglicher Dinge zu streiten, bis einer der beiden Partner stirbt. Zusammenzubleiben, um sich nicht einsam zu fühlen, ist für manche Menschen sinnvoll und zufriedenstellend, für andere hingegen nicht. Das hängt von Erlebnissen in der Vergangenheit, aktuellen Möglichkeiten und Hoffnungen für die Zukunft ab.

Meine Mutter ließ sich von meinem Vater scheiden, als ich 15 Jahre alt war. Ich war das einzige Kind meiner Eltern. Nachdem mein Vater die Familie verlassen hatte, fühlte ich mich noch einsamer als vorher schon. Meine Mutter hatte nie viel Kontakt zu anderen Menschen. Ich war der einzige Mensch, den sie hatte. Als ich mit 18 Jahren aus dem Haus ging, hatte ich Schuldgefühle, weil ich sie verließ. In London fühlte ich mich sehr einsam. Ich wollte nicht, dass es mir einmal so erging wie meiner Mutter.

Dann lernte ich Pete kennen. Er hatte eine schöne Wohnung und nichts dagegen, dass ich zu ihm zog. Wir bekamen drei Kinder, und damit hatte ich alle Hände voll zu tun. Erst als sie aus dem Haus gingen, fiel mir auf, wie sehr ich auf sie angewiesen war. Nun wurde mir plötzlich klar, dass wir nur nebeneinander her gelebt hatten. Ich habe oft darüber nachgedacht, ihn zu verlassen und mich unabhängig zu machen. Aber dann denke ich an meine Mutter, die ganz allein ist. Am meisten fehlen würde mir, im Bett jemanden neben mir zu haben – zu wissen, dass da jemand ist.

Wie viele Ehen und Beziehungen basieren auf Gewohnheit und dem Bedürfnis, einen anderen Menschen in der Nähe zu wissen? Wahrscheinlich sehr viele – und dies mag vielen Paaren in späteren Phasen ihres Lebens ausreichen. Trotz ihres äußerlichen Zusammenseins leben sie jeder für sich und unternehmen nur sehr wenig gemeinsam. Doch das Allensein fürchten sie mehr, als in einer distanzierten Beziehungssituation zu leben, in der zumindest die Möglichkeit besteht, zu einem anderen Menschen in Kontakt zu treten. Um ihre Situation besser ertragen zu können, verändern manche Paare im mittleren Alter ihr Nest: Sie ziehen entweder in ein anderes Haus oder bauen ihr altes völlig um.

Man könnte ganze Bücher darüber schreiben, wie Menschen ihren Lebensraum gestalten und damit ihrer Beziehung Ausdruck verleihen. Familientherapeuten, die Sitzungen im Haus ihrer Klienten durchführen, wissen, dass die tatsächliche Situation eines Paars oder einer Familie häufig merkwürdiger ist, als man es sich in den kühnsten Phantasien ausmalen könnte. Sie finden Wohnzimmer vor, die durch eine Mauer geteilt sind, oder zwei separate Eingangstüren mit Minikorridoren, die zur gleichen Küche führen, in der sämtliche Geräte in zweifacher Ausführung existieren. Es gibt auch Lofts ohne jede Trennwand und ohne Vorhänge, und das dort lebende Paar beklagt sich über das Fehlen jeglicher Privatsphäre …

Übung 33: Bitte kein Sex, wir sind verheiratet

Manche Paare haben das Gefühl, sie müssten einander wieder näher kommen; wissen aber nicht so recht, wie das geht. Nähe könnte gleichbedeutend mit Sex sein, und der ist vielleicht im Laufe der Zeit zum Automatismus geworden. Die vorliegende Übung soll helfen, den Partner in einem neuen Licht zu sehen – ohne in vertraute sexuelle Routine zu verfallen. Wenn diese Übung zu sexuellem Kontakt führt, müssen Sie etwas falsch gemacht haben.

- Nehmen Sie sich für Ihren Partner ein ganzes Wochenende lang Zeit.
- Kaufen Sie sich (abwaschbare) Körperfarbe.
- Reservieren Sie ein Zimmer in einem Hotel oder, falls Sie finanziell nicht so gut gestellt sind, »buchen« Sie Ihr eigenes Zuhause – aber sorgen Sie dafür, dass etwaige Störfaktoren ausgeschaltet werden (indem Sie den Anrufbeantworter einschalten, die Vorhänge zuziehen und auch auf Klingeln an der Haustür nicht reagieren).
- Unterteilen Sie das Wochenende in vier Körperbemalungssitzungen von jeweils etwa drei Stunden Dauer.
- Ziehen Sie alle Kleider aus, die Sie ausziehen wollen.
- Malen Sie einander abwechselnd an – nur die Haut.
- Sprechen Sie darüber, wie Sie einander sehen und warum Sie Ihren Partner auf diese Weise bemalt haben – wenn Sie wollen.
- Beenden Sie die Sitzung nach drei Stunden und nehmen Sie ein Bad (aber nicht gemeinsam!).
- Nehmen Sie sich am Sonntagabend eine Stunde Zeit, beispielsweise während des Essens, und sprechen Sie darüber, ob Sie etwas Neues gesehen oder erlebt haben.
- Wiederholen Sie das Ganze, sooft Sie wollen.

Eskapaden in der Lebensmitte

Die Lebensmitte ist traditionell die Zeit der Affären. Das bedeutet nicht immer, dass ein Partner sich in einen anderen Mann oder eine andere Frau verliebt. Andere »Affären« können ebenso große Auswirkungen haben. Beispielsweise beginnen manche Männer und Frauen eine leidenschaftliche Affäre mit der Flasche. Oft ersetzt der Alkohol den Partner, und die Beziehung zur Flasche wird ebenso intensiv wie die zu einem Menschen. Alkoholismus zerstört oft ganze Familien. Es ist, als gäbe es plötzlich ein neues Familienmitglied, und alle Versuche scheitern, diesem Neuankömmling und seiner verheerenden Wirkung die Stirn zu bieten. Darüber, warum Menschen alkoholsüchtig werden und wie ihre Familie damit umgehen kann, müsste eigentlich mehr gesagt werden – doch das würde den Rahmen dieses Buches sprengen.

Eine andere Art Affäre, die oft in der Lebensmitte beginnt, ist die Fixierung auf die Arbeit. Dann wird die berufliche Umgebung oft zum Familienersatz. Dort kann der Mann zu der patriarchalischen Vaterfigur werden, die er zu Hause nicht sein zu dürfen glaubt. Und eine Frau, die sich daheim abgewertet fühlt, lernt in ihrem beruflichen Umfeld wieder, was es heißt, aufgrund ihrer Leistungen anerkannt zu werden. Weil sich auch viele Frauen über ihre Arbeit definieren, liegt es eigentlich nahe, dass sie nach dem Auszug der Kinder ihre Zeit und Energie in den Beruf investieren – natürlich zum Ärger ihrer Männer. Ausgerechnet dann, wenn der Mann sich entschlossen hat, es ein wenig langsamer angehen zu lassen und mehr Zeit mit seiner Frau zu verbringen, beschließt sie, ihre berufliche Position auszubauen oder eine völlig neue Karriere zu beginnen!

Doch nun zu den am weitesten verbreiteten aller Eskapaden in der Lebensmitte: Liebesaffären. Die Lebensmitte, häufig auch »zweiter Frühling« genannt, wirkt sich sowohl auf Männer als auch auf Frauen aus. Wer die Hälfte seines Lebens hinter sich hat, will natürlich Bilanz ziehen. Man blickt in die Vergangenheit und in die Zukunft und stellt sich Fragen wie die folgenden:

- Was habe ich getan und was habe ich nicht getan?
- Bin ich mit meinem Schicksal zufrieden? Muss ich etwas verändern?
- Soll ich das allein angehen, oder soll ich meine Familie in diesen Prozess einbeziehen?
- Was liegt noch vor mir?

- Wie kann ich die nächsten Jahre nutzen, um meiner Bestrebungen in die Tat umzusetzen?

Die Angst davor, dass die Zeit knapp wird, und die Erkenntnis, dass der Prozess des Alterns begonnen hat, versetzt Männer wie Frauen oft in Torschlusspanik. Die Formen, die so etwas annehmen kann, erscheinen Außenstehenden oft lächerlich. Wenn Männer und Frauen in den Fünfzigern und Sechzigern sich benehmen, als hätten sie nur einen Bruchteil dieses Alters erreicht, wirkt das auf andere manchmal sehr bedauernswert. Männer verbergen die sichtbar werdenden Zeichen des »Verfalls« hinter hübschen Blondinen oder Brünetten, die halb so alt sind wie sie selbst und nur ein Viertel ihres Gewichts haben, und beweisen sich (und niemand anderem) auf diese Weise, dass sie immer noch in der Lage sind, augenscheinlich begehrenswerte Frauen für sich zu begeistern.

Wenn Männer und Frauen mit den Realitäten des Alterns konfrontiert werden, lassen sie sich häufig operieren, um sich ein paar zusätzliche Augenblicke Jugend zu erkaufen. Sie unterwerfen ihren Körper dem Diktat der neuesten Verjüngungsmaschinen und Trainingsmethoden und halten ständig nach einem Menschen Ausschau, der reicher, schöner, erotischer, blonder, dunkelhäutiger, größer, schlanker, kleiner, intelligenter, dümmer oder was auch immer ist als sie.

Was mit Paaren geschieht, wenn sie in der Lebensmitte ihre Beziehung für Verhältnisse mit anderen Partnern öffnen, lässt sich kaum voraussehen. In jedem Fall ist dies mit einem Risiko verbunden – allerdings kann das strikte Vermeiden dieses Risikos dazu führen, dass die Betreffenden sich ihr Leben lang wegen versäumter Gelegenheiten grämen. Männer oder Frauen, die das Gefühl haben, sie seien aufgrund ihrer familiären Situation gezwungen gewesen, ein Leben zu führen, dass ihnen eigentlich nicht so recht zusagte, entwickeln manchmal später im Leben den Wunsch zu experimentieren.

Beispielsweise verspüren viele, die glauben, durch elterlichen Druck zur Ehe gezwungen worden zu sein, den Wunsch herauszufinden, wie ihr Leben verlaufen wäre, wenn sie diesem Druck nicht nachgegeben hätten. Einige erkennen, dass das, woran sie gewöhnt sind, das Beste ist, was sie erwarten können – dass es aber trotzdem noch Verbesserungsmöglichkeiten gibt; dazu ist es schließlich nie zu spät. Andere gelangen zu dem Schluss, dass eine radikale Veränderung notwendig ist – und das ist gleichbedeutend mit einer Trennung.

Dies kann auch zu der Entscheidung führen, in Zukunft allein zu leben – eine Möglichkeit, die oft Frauen wählen, die jahrelang einerseits madonnenhaft verklärt wurden und andererseits als Hausfrauen nicht genug Anerkennung fanden. Andere – und in diesem Fall sind es häufiger Männer – können sich nur vorstellen, in einer anderen Beziehung zu leben. Manche Paare versuchen auch einen Kompromiss in Form der immer populärer werdenden Teilzeitbeziehungen zu finden, was bedeutet, dass beide Partner in eigenen Wohnungen leben und nur zusammenkommen, wenn sie sich danach fühlen.

Um eine Trennung zu erzwingen, gehen manche Männer und Frauen so weit, ihren Partnern Affären zu »verordnen« – in der Hoffnung, sie auf diese Weise loszuwerden oder sie zu einer positiveren Haltung ihrer festen Beziehung gegenüber zu bewegen. Tatsächlich können manche Beziehungen durch eine Affäre gestärkt werden, weil die Partner auf diese Weise die Möglichkeit erhalten, die langjährige Beziehung mit dem aktuellen Verhältnis zu vergleichen. Doch unserer – zumindest offiziell – monogam orientierten Kultur erscheinen die meisten Affären als gewaltige Katastrophe .

Übung 34: Ihr Lebenskreis

- Manchmal ist es nützlich, sich noch einmal Gedanken darüber zu machen, wer und was im eigenen Leben wichtig ist.
- Nehmen Sie ein Blatt Papier zur Hand und zeichnen Sie darauf einen großen Kreis. Er steht für Ihr Leben und Ihre Familie zum jetzigen Zeitpunkt.
- Zeichnen Sie anschließend einige kleinere Kreise, die alle anderen für Sie wichtigen Menschen repräsentieren – Familienmitglieder, Freunde usw.
- Versehen Sie die Kreise jeweils mit der Namensinitiale der Person, für die sie stehen, damit Sie eindeutig zuordnen können, wer gemeint ist.
- Die Kreise für die einzelnen Personen können sich innerhalb des großen Kreises oder außerhalb von ihm befinden, und sie können die Kreislinie berühren, sie überschneiden oder weit von ihr entfernt sein. Ferner können sie groß oder klein sein, je nachdem, wie wichtig der betreffende Mensch für Sie ist. Und es kann sich sowohl um lebende als auch um verstorbene Personen handeln.
- Stellen Sie nun auch sich selbst dar.
- Erfassen Sie andere wichtige Bereiche Ihres Lebens – Ihre Arbeit, Ihre Hobbys, Ihre Religion, Ihren Garten, Haustiere oder was auch immer.
- Nehmen Sie sich danach noch etwa fünf Minuten Zeit, um die Zeichnung fertigzustellen. Schauen Sie sich dann das Resultat an und fragen Sie sich:
  - Wirkt Ihr Leben voll oder leer?
  - Was sagt Ihnen die Art, wie Sie die Kreise gezeichnet haben?
  - Wie verhält es sich mit Bereichen zwischen den einzelnen Kreisen? Überschneiden sich die Kreise zu sehr?
  - Ist genügend Raum für Ihre Interessen vorhanden?
  - Gibt es eine Person, die Sie auf der Darstellung nicht berücksichtigen wollten?
  - Fällt Ihnen an der Größe der Kreise etwas auf?
  - Gefällt Ihnen das entstandene Bild?
  - Gibt es noch Raum für Veränderungen?
  - Wie würden Sie es gern verändern?
- Denken Sie nun darüber nach, welche Veränderungen Sie sich wünschen:
  - Welche Kreise sollten größer werden?

  - Welche kleiner?
  - Ist Raum für weitere Kreise usw. vorhanden?
- Was würden Sie verändern, wenn Sie sich von Ihrem Partner trennen würden?
- Sie können nun mit den Kreisen spielen, indem Sie sie vergrößern oder verkleinern und dabei beobachten, ob freier Raum entsteht, wenn ein Kreis kleiner wird – ob dass Ihr Leben dann zu leer wird.

Eine solche Darstellung Ihres Lebens kann Ihnen helfen, über die Folgen von Veränderungen nachzudenken und zu planen, welchen Schritt Sie als Nächstes tun wollen.

Trennung und Scheidung

Wenn Ehen und andere Langzeitbeziehungen in den letzten Zügen liegen, kommt es häufig zu Streit, als wollten die beiden Parteien einander beweisen, dass die Situation hoffnungslos ist. Leider geraten auch Kinder und andere mehr oder weniger unbeteiligte Zuschauer ins Feuer häuslicher Kriege dieser Art. Wenn man sich bemüht, solche Streitigkeiten einzuschränken, macht man dadurch den Trennungsprozess nicht rückgängig, aber das Leben in der Zeit bis zum Vollzug der Scheidung – die manchmal einige Jahre umfasst – wird wesentlich erträglicher. Darauf kann man hinarbeiten, indem man ein Streittagebuch führt (Übung 35); so lassen sich Streitigkeiten einschränken.

Die juristische Scheidung ist eine Sache, die emotionale eine völlig andere. Wenn zwei ehemalige Partner sich bei jedem Zusammentreffen weiterhin streiten oder sich sogar weigern, miteinander zu sprechen, ist die emotionale Verbindung zwischen ihnen immer noch vorhanden. Der Ärger des einen oder beider hält diese Verbindung aufrecht. Eine juristische Scheidung lässt sich im Vergleich dazu ziemlich schnell erreichen.

Die »Scheidung von den Schwiegereltern«

Enge Beziehungen über die Generationen hinweg erschweren es häufig, alle Verbindungen zum Expartner abzubrechen. Die »Scheidung von den Schwiegereltern« kann ein sehr langwieriger Prozess sein, insbesondere wenn man sich ihnen verpflichtet fühlt. Außerdem benutzt manchmal einer der Partner – oder sogar beide – sie als Vermittler, wodurch das Leiden noch verlängert wird.

Am schwersten für Stieffamilien zu akzeptieren ist, dass der Kontakt zur alten Familie aufrechterhalten werden muss. Dies gilt nicht nur für die Expartner, sondern auch für die Großeltern. Der Wunsch, die Vergangenheit hinter sich zu lassen, ist durchaus verständlich, und man kann sicher den Kontakt zur Exfrau völlig abbrechen, aber es ist wohl bisher noch nicht gelungen, Enkelkinder von ihren Großeltern zu »scheiden«. Allerdings ist dies nur eine theoretische juristische Position. In der Realität werden Großeltern leider häufig von ihrem Exschwiegersohn oder ihrer Exschwiegertochter bestraft, indem den Kindern bzw. Enkeln der Kontakt zu ihnen verboten wird. Die Enkel selbst werden dadurch ebenfalls bestraft und einer wichtigen Beziehung beraubt.

Doch Kinder lieben ihre Großeltern, Onkel und Tanten, unabhängig davon, ob diese mit der »schuldigen Partei« verwandt sind oder nicht. Für Kinder ist es wichtig, diese Kontakte nicht zu verlieren, weil der Verlust der Stabilität der Familie für sie meist schon verheerend genug ist. Kommt dazu auch noch der Verlust von Menschen, die den Kindern am Herzen liegen, wird der Schaden noch größer. Eltern und Schwiegereltern, die dies bedenken, ermöglichen den Kindern, in einer Zeit, in der diese mit gewaltigen Veränderungen fertig werden müssen, eine gewisse Beziehungskontinuität aufrechtzuerhalten.

Übung 35: Führen eines Streittagebuchs

Bei dieser Übung geht es darum, alle Streitigkeiten im Laufe einer Woche zu notieren. Die beiden Streitparteien sollten separate Streittagebücher führen.

- Richten Sie für jeden Tag eine Spalte (oder eine Seite) ein und notieren Sie,
  - wann der Streit stattgefunden hat,
  - wer und was ihn nach Ihrer Auffassung ausgelöst hat,
  - worum es dabei allem Anschein nach ging,
  - wer dabei anwesend war,
  - wo er stattfand,
  - wie lang er dauerte,
  - wer ihn beendet hat.
- Tun Sie dies eine ganze Woche lang. Schauen Sie sich nach Ablauf dieser Zeit Ihre Resultate an, zuerst allein und später mit Ihrem Partner zusammen.
- Stellen Sie fest, ob Ihre Streitigkeiten nach einem bestimmten Muster ablaufen. Beispielsweise:
  - Kommt es zu einer bestimmten Zeit oder an einem bestimmten Wochentag häufiger zu Streitigkeiten? An einem bestimmten Ort? In Anwesenheit eines bestimmten »Publikums«?
  - Wodurch lässt sich ein solcher Streit am sichersten beenden?

Die Beantwortung dieser Fragen hilft Ihnen vorauszusagen, wie, wann und wo Streitigkeiten wahrscheinlich sind. Außerdem zeigt die Übung, mit welcher Strategie Sie einen solchen Streit wahrscheinlich beenden können – und welche zum Scheitern verurteilt ist. Dies gibt Ihnen die Möglichkeit, Maßnahmen zu treffen, um den Streit zu verhindern, beispielsweise durch humorvolle Bemerkungen oder Ablenkung zum richtigen Zeitpunkt oder einfach, indem Sie sich entfernen.

- Wenn Sie wissen, wie, wann und wo Streitigkeiten ihren Anfang nehmen, haben Sie die Möglichkeit, sie zu beenden – oder sie unter Ausschluss der Öffentlichkeit stattfinden zu lassen. Wählen Sie nun eine Situation, in der wahrscheinlich ein Streit entsteht, und versuchen Sie, das Geschehen in eine andere Richtung zu lenken. Beispielsweise können Sie folgende Faktoren verändern:
  - wo der Streit stattfindet (z. B. in Abwesenheit der Kinder oder im Badezimmer statt im Schlafzimmer),

- wann er stattfindet (nach dem Abendessen, bevor die Schwiegereltern zu Besuch kommen);
- in welcher physischen Position Sie streiten (beispielsweise im Stehen, im Liegen, in einer gewissen Distanz);
- wie Sie ihn lösen (z. B. mit Hilfe einer humorvollen Bemerkung oder nach einer festgelegten Zeitspanne).

Stieffamilien

Wenn eine Ehe für beide Partner die erste ist, werden zwei Familien miteinander verbunden. Wie wir gesehen haben, ist dies ein sehr komplexer Prozess. Multipliziert man diesen mit zwei oder einer größeren Zahl, entspricht das der Situation, in der zwei Partner, die beide schon einmal geschieden wurden und die beide Kinder haben, erneut heiraten: In solchen Fällen müssen vier oder mehr Familien einen neuen Modus vivendi finden – und das kostet einige Zeit und sehr viel Mühe.

Familien, die durch erneute Heirat entstehen, müssen andere Probleme bewältigen als die beiden Partner in ihren vorangegangenen Ehen. Sind beispielsweise Kinder vorhanden, müssen die Partner sich von der Vorstellung einer traditionellen Kernfamilie lösen, da es in der Regel nicht möglich oder zumindest nicht ratsam ist, den Kindern den Kontakt zu ihren biologischen Eltern zu verwehren. Da die meisten Kinder auch nach einer Scheidung weiterhin eine starke Beziehung zu ihren beiden Eltern haben, wird der Einfluss des abwesenden Elternteils zu einem wichtigen Einfluss im Leben der neu entstehenden Stieffamilie. Eine der Aufgaben, denen Stieffamilien sich stellen müssen, besteht darin, sich die Verantwortung für die Erziehung der Kinder zu teilen. Dies erfordert nicht nur Verhandlungsgeschick des Elternteils und des Stiefelternteils, sondern auch die Rolle des abwesenden Elternteils muss berücksichtigt werden.

Übung 36: Machen Sie es den Kindern leichter

Es folgen einige Vorschläge, die sich in manchen Familien als nützlich erwiesen haben. Vielleicht ist das auch in Ihrem Fall so.

- Wenn Kinder zu dem Elternteil, bei dem sie nicht wohnen, eine gute Beziehung haben, dann sollten Sie es ihnen leicht machen, den Kontakt innerhalb des juristisch festgelegten Rahmens aufrechtzuerhalten.
- Ist es wirklich gut, Ihre Kinder zu fragen, warum sie Ihren Expartner besuchen wollen? Meist ist die Loyalität von Kindern ambivalent. Wahrscheinlich wissen sie, dass Sie es nicht gerne sehen, wenn sie den anderen Elternteil besuchen, und geraten dadurch in einen Loyalitätskonflikt: Besuchen sie den anderen Elternteil, fürchten sie, dass Sie das Gefühl haben, im Stich gelassen zu werden; besuchen sie den anderen Elternteil hingegen nicht, fürchten sie, dass dieser sich im Stich gelassen fühlt.
- Denken Sie darüber nach, ob es ratsam ist, Ihre Kinder an Entscheidungen über Sorgerechtsfragen, Besuchsregelungen oder eine erneute Heirat zu beteiligen.
- Denken Sie darüber nach, ob es sinnvoll ist, zur Bindung Ihres Stiefkindes an Ihren Partner in Konkurrenz zu treten.
- Denken Sie darüber nach, ob es Ihnen und Ihrem Expartner möglich ist, die Verantwortung für die Erziehung Ihrer Kinder gemeinsam zu tragen.
- Diskutieren Sie mit Ihrem augenblicklichen Partner darüber, was sich daraus für Ihre aktuelle Beziehung ergibt.

Oft zahlen die Kinder den Preis für eine unklare Situation zwischen ihren getrennt lebenden Eltern. Diesen ist nicht immer klar, in welchem Maße die geteilte Loyalität ihre Kinder dazu zwingt, zu schweigen oder zu lügen.

Man kann von keinem Kind erwarten, dass es den neuen Partner eines leiblichen Elternteils von Anfang an als neue Elternfigur akzeptiert. Das hält einige Kinder aber nicht davon ab, z. B. den neuen Partner ihrer Mutter gleich als »Papa« zu bezeichnen – einen Menschen, der ihnen vor kurzem noch völlig fremd war. Kinder tun so etwas, um dem Elternteil, mit dem sie zusammenleben, einen Gefallen zu tun, oder aus Verzweiflung, wenn sie Ersatz für einen verlorenen oder verstorbenen Elternteil suchen. Neu gegründete Familien brauchen Zeit, um zu einer natürlichen Einheit zu werden. Zwischen Stiefeltern und Stiefkindern kann dann eine Beziehung entstehen, die alle Beteiligten als angemessen empfinden.

Die Familie in Krankheit und Tod

Mit schweren Krankheiten und dem Tod müssen sich alle Familien früher oder später auseinandersetzen. Doch die westliche Gesellschaft mit ihren zahlreichen Bemühungen, den Alterungsprozess künstlich aufzuhalten, versucht zunehmend, die Existenz des Todes zu leugnen. Wir wollen mit allen verfügbaren Mitteln das Leben verlängern. Wir frieren Tote ein, weil wir hoffen, sie in einem späteren Jahrhundert wiederbeleben und heilen zu können. Die Pflege unheilbar Kranker wird speziellen Einrichtungen übertragen, die manchmal weit vom Wohnort ihrer Familien entfernt liegen. Obwohl die meisten Menschen gern zu Hause sterben würden, geht ihr Wunsch nur selten in Erfüllung.

Schwere Krankheit und Tod haben eine starke Wirkung auf Familien, was sich beispielsweise darin niederschlagen kann, dass ein anderes Familienmitglied ähnliche Symptome wie das erkrankte entwickelt. Eine schwere Erkrankung eines Familienmitglieds macht zudem eine zumindest zeitweilige Veränderung der Familienstruktur erforderlich. Einige Familienmitglieder müssen neue Rollen übernehmen, und sie sehen sich gezwungen, Probleme zu lösen, mit denen sie sich bisher noch nie auseinandergesetzt haben. Das Gefühl, verheimlichen zu müssen, dass sie sich überlastet fühlen, und das Bemühen, mit der Situation fertig zu werden, ohne Trauer erkennen zu lassen, fordern früher oder später ihren Preis.

Familien gehen mit schweren Krankheiten einzelner Mitglieder ganz unterschiedlich um, je nachdem, um welche Krankheit es sich handelt, ob sie plötzlich akut wird oder sich allmählich entwickelt, ob sie erwartet wurde oder unerwartet auftritt und in Abhängigkeit davon, wie lebensbedrohlich sie ist. Außerdem können auch noch andere Faktoren die Reaktion der Familie auf eine Erkrankung beeinflussen: frühere Krankheitsfälle und Verlusterlebnisse; der Zeitpunkt in Relation zum Entwicklungsstand der Familienmitglieder; die Position und Rolle des kranken oder sterbenden Familienmitglieds innerhalb der Familie; und das soziale Netz der Familie.

Die Wirkung einer schweren Krankheit auf die Familie

Eine Krankheit verändert die Balance innerhalb einer Familie: Wird plötzlich ein Familienmitglied seiner Rolle nicht mehr gerecht, kann dadurch die Funktionsfähigkeit der Familie ernstlich gefährdet werden oder sogar völlig zum Erliegen kommen.

Charles Percy war erst 49 Jahre alt, als er ohne jede Vorwarnung seinen ersten Herzinfarkt erlitt. Die ganze Familie stand unter Schock: Würde er überleben? Während die Familie auf der Intensivstation des Bezirkskrankenhauses saß und voller Angst auf die Ärzte wartete, dachten alle über die nächste Zukunft nach.

Mrs. Percy musste an den großen Familienkrach denken, zu dem es eine Stunde vor dem Zusammenbruch ihres Mannes gekommen war. Sie fühlte sich schuldig. Außerdem machte sie sich Sorgen um ihre elfjährige Tochter Angela, die offensichtlich panische Angst davor hatte, dass ihr Vater sterben könnte. Frau Percy tröstete ihre Tochter, bemerkte jedoch, dass sie deshalb ihren Sohn Gregory, der im Teenageralter war, vernachlässigte. Was mochte er denken? Machte er sich Sorgen wegen der möglichen finanziellen Folgen der Krise? Mrs. Percy selbst geriet in Panik, als sie sich vorstellte, ihr Mann könnte ein Pflegefall werden. Wie sollte sie dann ihre beiden Kinder versorgen?

Wenn eine Krankheit plötzlich auftritt, muss die Familie sehr schnell mit dem Krisenmanagement beginnen. Die Anpassung an die dramatischen Veränderungen gelingt unterschiedlich gut.

Manchmal sind einige Familienmitglieder weiterhin in der Lage, ihre Funktion so wahrzunehmen, als sei nichts geschehen. In solchen Fällen werden die Krankheit und die damit verbundenen Konsequenzen oft geleugnet, und es wird nie offen darüber gesprochen. Andere Familien sind monatelang wie gelähmt, und einige ihrer Mitglieder reagieren auf die Situation, indem sie körperliche und psychische Symptome entwickeln.

Doch die Reaktion der meisten Familien liegt zwischen beiden Extremen, und irgendwie gelingt es ihnen schließlich, einen neuen Zustand der Balance zu erreichen. Dazu ist es manchmal erforderlich, dass das älteste Kind Aufgaben im Haushalt übernimmt, die vorher der Vater erfüllt hatte. Auch die Mutter muss sich um einige Dinge kümmern, die vorher zum Aufgabenbereich des Vaters zählten, und weil sie mehr arbeiten muss, fordert sie ihre Tochter auf, einige ihrer bisherigen Aufgaben zu übernehmen. Auch Mitglieder der erweiterten Familie bieten möglicherweise ihre Hilfe an, und so entsteht in der Familie allmählich ein neuer Rhythmus.

Wenn ein Familienmitglied aus Krankheitsgründen eine Zeitlang nicht zu Hause war, muss die Familie die zu erledigenden Aufgaben neu verteilen – zumindest zeitweise. Kehrt der Genesene nach Hause zurück, ist eine erneute Umstellung erforderlich. Das ist nicht immer einfach, weil oft einige Familienmitglieder zu ihrer Überraschung feststellen, dass ihnen das Leben ohne das kranke Familienmitglied leichter vorkommt.

In der Familie Percy, die sich vor der Erkrankung des Vaters an den traditionellen Geschlechterrollen orientiert hatte, zwang die längere Abwesenheit des Familienoberhaupts alle Familienmitglieder, neue Aufgaben zu übernehmen. Deshalb reagierten sie auf seine Rückkehr sehr unterschiedlich: Der Status des Vaters hatte an Wert verloren, während der seiner Frau wichtiger geworden war.

Wenn ein Vater merkt, dass die Familienmaschine auch ohne ihn ganz gut läuft, kann das sein Selbstwertgefühl stark beeinträchtigen. Und wenn er sich plötzlich gezwungen sieht, den ganzen Tag zu Hause zu verbringen, kann es zu Konflikten kommen. Weil der Vater zu Hause nicht viel zu tun hat, fängt er möglicherweise an, sich die Zeit zu vertreiben, indem er seine Frau kritisiert oder ihr Vorwürfe macht oder sich zu sehr in den Vordergrund spielt. Plötzlich und unerwartet auftretende Krankheiten konfrontieren Familien immer mit zahlreichen Anforderungen, und sie müssen dann Flexibilität entwickeln, um mit der für sie neuartigen Situation fertig zu werden.

Die meisten Menschen wollen wieder gesund werden. Einige versuchen zu schnell, wieder auf die Beine zu kommen, und riskieren dadurch einen Rückfall. Es gibt aber auch Menschen, die am Kranksein Gefallen finden und die eine Abhängigkeit von einigen damit verbundenen Vorteilen entwickeln. Bei ihnen besteht die Gefahr einer chronischen Erkrankung.

Chronische Krankheiten und ihre Auswirkungen auf Beziehungen

Einige chronische Krankheiten sind schwerwiegend, weil sie die Kranken dauerhaft körperlich oder psychisch beeinträchtigen. Oft prägen solche Krankheiten die Außenbeziehungen der Familien und werden zu einem festen Bestandteil der Familienstruktur.

Familienkopfschmerzen

Ben ist in den Fünfzigern, verheiratet und hat drei Kinder im Teenageralter. Er leidet seit langem unter chronischen Kopfschmerzen. Weil keiner der Ärzte, an die er sich gewandt hat, eine körperliche Ursache für seine Symptome finden konnte, wurden diese als »psychosomatisch« diagnostiziert. Seine Frau und seine Kinder hatten allmählich gelernt, mit seinen Kopfschmerzen zurechtzukommen. Sie traten nach keinem festen Schema auf und hielten meist zwei oder drei Tage an. In diesen Tagen musste Ben sich in sein Arbeitszimmer zurückziehen.

Manchmal werden Kopfschmerzen – oder ähnliche Symptome wie Bauchschmerzen oder Rückenschmerzen – zu einem festen Bestandteil des Familienlebens. Sie werden von allen Mitgliedern der Familie respektiert, beeinflussen das Geschehen in der Familie und können alles auf den Kopf stellen; manchmal sind sie aber auch willkommene Gefährten. Wenn bestimmte Schmerzen von Ärzten als »psychosomatisch« bezeichnet werden, bedeutet das nicht, dass die Betroffenen sie nur vortäuschen: Ihr Schmerz ist absolut real, und die Leidenden sehen sich nicht in der Lage, Einfluss darauf zu nehmen. Manchmal deutet einiges auf eine Krankheit oder Verletzung hin, die zu »erklären« scheint, warum der Schmerz in diesem Körperteil und nicht in einem anderen auftritt. In anderen Fällen hat der körperliche Schmerz symbolischen Charakter und weist auf eine Belastung anderer Natur hin.

In manchen Familien, die auf sehr schmerzhafte Erlebnisse zurückblicken, schlägt sich jede neue starke Belastung in einem bestimmten Organ nieder – beispielsweise im Kopf, im Herzen, im Rücken, im Bauch usw. Die körperlichen Symptome, die bei einem Menschen auftreten, können auf schmerzliche Familienerlebnisse hindeuten, die manchmal so stark waren, dass die Betroffenen sie nicht in Worte fassen können. In solchen Fällen ist das Symptom selbst die einzige Möglichkeit, das unbearbeitete Problem weiterhin zum Ausdruck zu bringen.

In Bens Fall stellte sich heraus, dass schon drei Generationen seiner Familie auf die eine oder andere Weise unter gesundheitlichen Beeinträchtigungen im Kopfbereich gelitten hatten. Der Kopf war zum »Stressorgan« der Familie geworden. Kopfschmerzen können auch die Funktion haben, die Erinnerung an jene Tragödien wachzuhalten, die die Familie erlebt hat. Durch gründliche Bearbeitung lässt sich klären, worin diese bestanden. Wenn es dann möglich ist, offen über das Erlebte zu reden und es in angemessener Form zu betrauern, verschwindet der körperliche Schmerz oft, weil er überflüssig wird.

Ben fühlte sich sowohl besser als auch schlechter, nachdem er diesen Zusammenhang hergestellt hatte. Fast unerträgliche Trauer war an die Stelle seiner Kopfschmerzen getreten. Er hatte seine Mutter einige Male besucht, und sie hatten die tragischen Verluste gemeinsam beweint. Seine Kopfschmerzen traten danach seltener auf.

Übung 38: Familienkopfschmerzen und andere Schmerzen bekämpfen

Denken Sie einmal darüber nach, ob es in Ihrer Familie jemanden gibt, der häufig oder sogar chronisch krank ist und bei dem Sie vermuten, dass diese Krankheit mit einer starken psychischen Komponente verbunden ist.

- Werfen Sie nun zunächst einen Blick auf das Familienmuster (indem Sie einen Familienbaum zeichnen, s. S. 19):
  - Welches andere Familienmitglied hatte Schmerzen oder eine Krankheit in einem ähnlichen Körperbereich?
  - In welchem Alter ist diese Krankheit bei dem Betreffenden aufgetreten?
  - Womit hing sie nach offizieller Meinung zusammen?
  - Welche Wirkung hatte bzw. hat die Krankheit auf die einzelnen Familienmitglieder?
- Schauen Sie sich nun die im Moment kranke Person genauer an:
  - Welche positiven Auswirkungen sind für die einzelnen Familienmitglieder und für die Familie als Ganzes mit der Krankheit verbunden?
  - Was würde passieren, wenn der Kranke plötzlich genesen würde?
  - Welche Nachteile brächte eine plötzliche Genesung mit sich?
- Denken Sie darüber nach, was geschehen könnte, wenn Sie in aller Offenheit mit dem Leidenden oder mit der gesamten Familie über Ihre Erkenntnisse reden würden. Schätzen Sie die damit verbundenen Risiken ein, bevor Sie dies tun. Wie können Sie das Thema taktvoll und einfühlsam zur Sprache bringen?

Eine Krankheit ist also nicht immer ein unwillkommener Gast; sie kann sogar zu einem »Freund der Familie« werden. Wenn

Bens Kopfschmerzen völlig verschwunden sind, muss seine Familie offen darüber reden, wie die einzelnen Familienmitglieder genug Zeit und Raum für sich beanspruchen dürfen, ohne erst krank werden zu müssen. Manchmal wird ein körperliches Symptom der Auseinandersetzung mit solch einem Thema vorgezogen.

Chronische Krankheiten als tickende »Zeitbomben«

Viele chronische Krankheiten sind ernst und unheilbar. Einige stagnieren, andere verschlimmern sich allmählich, dritten fluktuieren. Wenn ein Familienmitglied unter einer chronischen Krankheit leidet, muss die Familie einen Modus vivendi finden, der dem Krankheitsverlauf gerecht wird. Für viele ist dies eine lohnende Aufgabe, für einige jedoch eine endlose Quälerei.

Kinder, die mit Behinderungen geboren werden oder bei denen eine schwere, wenn auch nicht unbedingt tödliche Krankheit diagnostiziert wird, erlangen für ihre Eltern häufig eine besondere Bedeutung. Dies kann dazu führen, dass sie ein solches Kind in besonderem Maße zu behüten versuchen, was Außenstehenden manchmal übertrieben erscheint. Natürlich ist es verständlich, dass diese Eltern ihr anfälliges Kind vor allen möglichen Gefahren schützen wollen. Doch je mehr die Familie ein krankes oder behindertes Kind beschützt, desto schwerer fällt es diesem, selbstständig zu werden. Es gibt ziemlich viele »Kinder«, die schon weit über 20 sind und zwar partielle Einschränkungen haben, aber von ihrer Umgebung behandelt werden, als seien sie körperlich und geistig schwer behindert, mit der Folge, dass sie sich wie Dreijährige im Körper eines Erwachsenen verhalten.

Das richtige Verhältnis zwischen Hilfe und Förderung der Unabhängigkeit zu finden, ist sicher nicht einfach, und wenn solche Kinder älter werden, muss auf ein Gleichgewicht zwischen diesen beiden Aspekten besonders geachtet werden. Kinder mit Diabetes beispielsweise sind mit ihrer Behandlung in der Regel einverstanden, wenn sie jünger sind. In der Pubertät jedoch geraten sowohl die betreffenden Teenager als auch ihre Diabetes leicht völlig außer Kontrolle, was lebensbedrohlich werden kann. Die Familie hat dann manchmal das Gefühl, auf einer Zeitbombe zu sitzen, wenn der Teenager seine Krankheit zu benutzen beginnt, um seine Eltern zu erpressen.

Viele selbstschädigende Verhaltensweisen, beispielsweise Drogenmissbrauch, kommt in gewisser Hinsicht einem Angriff auf die eigene Ursprungsfamilie gleich. Lässt sich das angestrebte Ziel mit Worten nicht erreichen, übermittelt das selbstzerstörerische Verhalten denjenigen, die der betreffende Patient liebt oder hasst, eine kaum misszuverstehende Botschaft. Jeder weitere Selbstschädigungsversuch erschwert die Kommunikation. Solch ein Verhalten ist eine Methode, andere Menschen an sich zu binden.

Die Fesseln der Krankheit: In guten wie in schlechten Zeiten ...

In manchen Beziehungen ist der eine Partner der »Patient« und der andere der »Pfleger«. Menschen halten sich an das, was ihnen vertraut ist, und diese Dinge basieren häufig auf Erlebnissen in ihrer Ursprungsfamilie. Viele Partner, die zu »Pflegern« werden, haben gelernt, dass eine Möglichkeit, in Beziehungen zurechtzukommen, darin besteht, dass man sich um den Partner »kümmert«. Infolgedessen haben sie in ihrem Leben eine Mission und außerdem eine starke Verbindung: Kranke kann man nicht einfach sich selbst überlassen. Im unwahrscheinlichen Fall, dass der »Patient« dauerhaft gesund wird, besteht immer noch die Möglichkeit, sich für eine andere Person ähnlich zu engagieren – für einen Elternteil, ein Kind oder einen Verwandten.

Viele Menschen, die in helfenden Berufen arbeiten, sind in einer familiären Situation aufgewachsen, in der es eine wichtige Rolle spielte, für einen anderen Menschen zu sorgen. Einen solchen Beruf zu ergreifen ist wahrscheinlich ein besseres »Ventil«, als das gleiche Drehbuch im eigenen Leben zu reinszenieren. Denn wenn das geschieht, erhebt sich die Frage, ob auch noch etwas anderes als das Band der Krankheit die Partner zusammenhält. Ist das nicht der Fall, bleibt dem betreffenden Paar eventuell nur ein nie endendes Wechselspiel zwischen Pfleger und Patient.

Altern und Sterben

Das Alter wird manchmal als »dritte Jugend« bezeichnet, weil alte Menschen zwischen Abhängigkeit und Unabhängigkeit schwanken und weil sie das Leben und die Menschen in ihrer Umgebung anders sehen. Wie Jugendlichen fällt es auch alten Menschen nicht leicht, sich den gesellschaftlichen Normen anzupassen. Wenn sie andere gegen sich aufbringen und sich Regeln widersetzen, wird dies entweder ihrer Senilität oder ihrer Weisheit zugeschrieben, und zwar oft ziemlich willkürlich.

Die moderne westliche Gesellschaft hat für alte Menschen nur wenig Platz. Zwei Generationen früher war es eher die Regel als eine Ausnahme, dass Kinder in einem Haushalt aufwuchsen, dem auch ihre Großeltern angehörten. Viele, die das noch erlebt haben, erinnern sich sehr positiv daran, weil sie in den Großeltern Verbündete hatten und Menschen, die die Welt aus einer anderen Perspektive sahen als ihre Eltern. Enge Beziehungen zwischen Großeltern und Enkelkindern sind mittlerweile seltener geworden, denn in unserer Gesellschaft werden sowohl die Eltern als auch die Großeltern immer stärker an den Rand gedrängt.

Aufgrund ihrer fragilen Gesundheit, ihrer zunehmenden Vergesslichkeit und ihrer oft unvorhersehbaren Stimmungsschwankungen empfinden Eltern ihre eigenen Eltern häufig als Belastung. Wären die Alten weniger hilfsbedürftig, würde es uns nichts ausmachen, mehr Kontakt zu ihnen zu haben. Doch wenn sie gegen Ende ihres Lebens immer gebrechlicher und kränker werden, empfinden wir dies als bedrohlich, weil ihr Tod näher rückt. Dies kann Anlass zu letzten Versuchen sein, ungelöste Konflikte beizulegen.

Mrs. Coates, die Anfang 80 war, wurde wegen Depression in eine psychogeriatrische Klinik aufgenommen. Zu Hause hatte sie seit einigen Monaten sehr verwirrt gewirkt und ihren Mann, der ebenfalls in den Achtzigern war, beschuldigt, er habe eine Affäre mit der 20-jährigen Putzhilfe. Sie hatte alle seine Bewegungen mit größtem Misstrauen beobachtet, und wenn er auch nur wenige Minuten später als von ihr erwartet vom Einkaufen zurückgekommen war, hatte sie ihm vorgeworfen, er sei in einem Bordell gewesen.

Ein hinzugezogener Psychiater hatte eine »psychotische Depression« diagnostiziert. Daraufhin hatten sich die drei Kinder des Paars eingemischt. Der älteste Sohn, von Beruf Rechtsanwalt, stand der Diagnose sehr kritisch gegenüber. Er hatte seiner Mutter immer sehr nahegestanden und lange geglaubt, sie sei von seinem Vater schlecht behandelt worden. Seiner Meinung nach basierten die Untreuebeschuldigungen auf Vorfällen zu denen es einige Jahre früher gekommen war.

Seine Schwester, eine Lehrerin, ergriff Partei für ihren Vater und schloss sich der Auffassung des Psychiaters an, ihre Mutter sei »verrückt«; sie erklärte, sie sei schon seit vielen Jahren dieser Meinung. Obwohl sie Kinder im Teenageralter hatte, beschloss sie, zu ihrem Vater zu ziehen und ihn zu betreuen, solange ihre Mutter in der Psychiatrie war. Darauf reagierte ihr jüngerer Bruder, ein Arzt, mit dem Vorwurf, seine Schwester wolle sich nur das Erbe unter den Nagel reißen. Er fühlte sich benachteiligt, weil sein älterer Bruder, der Erstgeborene, das Vermögen der Familie erben sollte und nun offenbar seine Schwester es sich anzueignen versuchte.

Als die drei Geschwister sich zu einem »Gespräch« über die Familiensituation trafen, kam es zu einem heftigen Streit zwischen den beiden Brüdern, in dessen Verlauf der jüngere den älteren schlug. Das letzte Mal hatten sie sich 40 Jahre zuvor im Sandkasten gebalgt.

Einige scheinen im nahenden Tod eine letzte Chance zu sehen, alte Rechnungen zu begleichen. Testamente werden geändert, Besitz wird überschrieben, und halb demente Eltern werden gezwungen zu erklären, welches ihrer Kinder sich am liebevollsten um sie gekümmert hat. Geldstreitigkeiten sind häufig die äußeren Anzeichen für ungelöste familiäre Konflikte, hinter denen die Frustration und Wut der Kinder darüber stehen, nie die ihnen zustehende Liebe erhalten zu haben. Ansonsten verantwortungsbewusste Erwachsene können angesichts ihres Todes regredieren, als hätte es die letzten drei oder vier Jahrzehnte niemals gegeben. Das eigene Leid anderen Familienmitgliedern mitzuteilen und über bessere Zeiten in der Vergangenheit zu reden sind Möglichkeiten, mit dieser schwierigen Zeit fertig zu werden – weil sich das Leid sonst in anderer Form Bahn brechen könnte.

Mitleiden

Oft wirkt der nahende Tod eines Familienmitglieds so destruktiv, dass die Betroffenen ihre Trauer für sich behalten. Wenn es in einer Familie nicht möglich ist, Sorgen offen auszudrücken oder sie anderen mitzuteilen, entwickeln diese Familienmitglieder oft selbst Symptome. Dies fällt einem Außenstehenden sofort auf, ist jedoch für die Familienmitglieder selbst meist nicht erkennbar.

Wie sich eine lebensbedrohliche Krankheit oder der bevorstehende Tod auf die nächsten Angehörigen auswirkt, hängt von folgenden Faktoren ab:

- der Krankheit und der Ursache des bevorstehenden Todes,
- dem Zeitpunkt des Todes und davon, wie alt die einzelnen Familienmitglieder sind,
- vorangegangenen Verlusterlebnissen der Familie,
- der Rolle des Sterbenden in der Familie,
- den Bewältigungsstrategien der Familie,
- der sozialen Unterstützung der Familie und ihrem Freundeskreis.

Zu Tod, Sterben und Trauer gibt es so viel zu sagen, dass hier nur einige Aspekte angesprochen werden können. Beispielsweise hat ein plötzlicher Tod durch Unfall oder Selbstmord eine völlig andere Wirkung als ein allmählich sich ankündigender Tod als Resultat einer fortschreitenden unheilbaren Krankheit. Im letzteren Fall hat die Familie, wenn sie sich an der täglichen Betreuung ihres sterbenden Mitglieds beteiligt, viel Zeit, um mit ihm über Vergangenheit, Gegenwart und Zukunft zu sprechen. Die Gefühle der Verwandten können schwanken zwischen dem Wunsch, der Kranke möge bald sterben, Schuldgefühlen wegen derartiger Gedanken und dem Bestreben, alles ihnen Mögliche zu tun, um den Sterbenden möglichst lange am Leben zu erhalten. Müssen solche ambivalenten Gefühle – die sehr verbreitet sind – geheim gehalten werden, kann das Leiden an der Situation die Form einer »Krankheit durch Mitgefühl« annehmen. Der Leidende entwickelt dann Symptome, die denjenigen des Sterbenden ähneln.

Das Alter und die Rolle des Sterbenden in der Familie haben großen Einfluss auf die Reaktionen der Angehörigen. Je stärker die emotionale Abhängigkeit der Familie von ihm ist, umso schwerer fällt es ihr loszulassen. Der Tod eines alten Menschen wird eher akzeptiert, auch wenn er infolge einer chronischen Krankheit und des damit verbundenen allmählichen Verfalls eintritt. Doch unabhängig vom Alter des Sterbenden kann sein Tod schwerwiegende Folgen haben und bei den Hinterbliebenen eine starke Depression erzeugen, insbesondere wenn alte Konflikte nicht aufgelöst wurden. Nach dem Tod ist es unmöglich geworden, zu vergeben oder selbst Vergebung zu erlangen, weshalb die trauernden Familienmitglieder sich oft schuldig fühlen und sehr wütend sind.

Die wohl schlimmste Tragödie ist der Tod eines Kindes. Der Verlust kann sich auf die Beziehung der Eltern und auf die Geschwister langfristig in vielfältiger Form negativ auswirken. Oft entsteht bei den Eltern der Wunsch, das verstorbene Kind zu ersetzen, wobei sie dem »Nachfolger« vielfach sogar den gleichen

Namen geben – im Grunde wächst dieses Kind also mit der Identität eines »Geistes« auf.

Übung 39: Über das Unaussprechliche reden

Obwohl der Tod eines der großen Tabus ist, ist es sehr wichtig, über ihn zu sprechen, wenn man mit dem Verlust fertig werden will. Die folgenden Empfehlungen könnten Ihnen dabei helfen:

- Benennen Sie die Krankheit und die Todesursache.
- Sprechen Sie offen über Fragen wie diese: Was ist vor dem Tod geschehen? Was haben andere Menschen getan oder nicht getan, als der Verstorbene im Sterben lag? Welche letzten Wünsche hatte der Verstorbene?
- Bringen Sie Ihre Gedanken und Gefühle zum Ausdruck.
- Weinen Sie, wenn Sie sich danach fühlen – und tun Sie dies nicht, wenn Ihnen nicht danach ist.
- Holen Sie sich außerfamiliäre Unterstützung (von Freunden, einer religiösen Gemeinschaft usw.).
- Suchen Sie so oft wie möglich den Kontakt mitfühlender Familienmitglieder.
- Betrachten Sie Krankheit und Tod im Kontext, indem Sie sich den Familienbaum anschauen (s. S. 19), und sprechen Sie darüber, wie Ihre Familie in früheren Situationen mit dem Tod fertig geworden ist.

Das Leben nach dem Tode

Man braucht nicht religiös zu sein, um an ein Leben nach dem Tode zu glauben. Viele Verstorbene bleiben in den Erinnerungen der Menschen, die sie gekannt haben, sehr lebendig. Wenn wir uns schuldig fühlen, weil wir uns nicht genügend um unsere Eltern gekümmert haben, als sie noch lebten, denken wir an sie, als fühlten sie sich vernachlässigt. Doch das ist unsinnig. Sie sind tot. Einige Menschen denken an ihre Eltern und Großeltern nach deren Tod häufiger, als sie zu Lebzeiten jemals an sie gedacht haben. In unseren Träumen erwecken wir sie zum Leben und werden dann von den Fehlern, die wir ihnen gegenüber gemacht haben, verfolgt.

Manchmal können wir Familienmitglieder nicht sterben lassen und haben ihr Bild Tag und Nacht vor Augen. Manchmal wird in einem Kind ein verstorbener Großvater oder eine verstorbene Großmutter wieder lebendig. Manche Familien verstärken indirekt Charakterzüge ihrer Kinder, die an einen Verstorbenen erinnern.

Übung 40: Wie man einen Geist loswird

Ungewöhnlich lange Trauerreaktionen hängen teilweise mit der Unfähigkeit, den Verstorbenen gehen zu lassen, zusammen. Indem Sie sich noch einmal mit dem Toten beschäftigen, können Sie herausfinden, warum er Sie ständig verfolgt. Der Tod wird dadurch zu einer Realität, und Ihnen wird es möglich, den Toten endlich in Frieden ruhen zu lassen.

- Sprechen Sie mit den Menschen, die den Verstorbenen gekannt haben.
- Sprechen Sie über seine Stärken und Schwächen.
- Erinnern Sie sich an Situationen, in denen andere Menschen über den Verstorbenen gelacht haben.
- Erinnern Sie sich an den Tod des Verstorbenen – daran, was kurz vor seinem Tod, zum Zeitpunkt des Todes und kurz danach geschah.
- Besuchen Sie wenn möglich regelmäßig sein Grab.
- Manchmal ist es nützlich, einem Verstorbenen einen Brief zu schreiben, um sich darüber klar zu werden, was man ihm sagen möchte:
  - die guten Dinge, die man ihn wissen lassen möchte,
  - die schlechten Dinge,
  - die Dinge, über die man zu seinen Lebzeiten nie mit ihm hat sprechen können.
- Der nächste Schritt könnte sein, sich vorzustellen, wie der Tote auf den Brief reagieren würde. Verfassen Sie einen imaginären Antwortbrief, in dem sich der Tote an Sie selbst oder an ein anderes Familienmitglied wendet.

Bis die Familie sich mit ihrer Trauer und ihren damit verbundenen Gefühle offen auseinanderzusetzen vermag, geschieht dies indirekt durch einen Lebenden, der den Toten repräsentiert. Verstorbene Familienmitglieder, die die Angehörigen nicht loslassen können, werden in der Regel entweder idealisiert oder verteufelt. Sie können nur dann wirklich im Tod ihre Ruhe finden, wenn sie zu normalen Menschen mit normalen Stärken und Schwächen geworden sind.

Die Zeit der Trauer ist zwar zweifellos schwierig, sie kann sich aber auf die Beziehungen innerhalb der Familie auch in vielerlei Hinsicht positiv auswirken. Durch die gemeinsame Trauer kommen Menschen einander näher, und dadurch entstehen manchmal Beziehungen, die vorher undenkbar waren. Trauer ermöglicht es Familienmitgliedern nicht nur, sich an schöne gemeinsame Erlebnisse zu erinnern, sondern auch, darüber nachzudenken, wie das gemeinsame Trauern in Vergangenheit und Gegenwart ihnen helfen kann, neue Brücken in die Zukunft zu bauen.

Nachbemerkung

Wenn Menschen in ihren Beziehungen oder ihren Familien mit Problemen konfrontiert werden, versuchen sie meist zunächst, diese Schwierigkeiten selbst zu lösen. Das ist eine ganz natürliche Reaktion. Wenn diese Bemühungen zu nichts führen, wenden sich die meisten Menschen an Familienangehörige oder Freunde. Allerdings ist die Familie zu einer solchen Hilfe manchmal nicht in der Lage, oder sie behindert eine Veränderung zum Positiven sogar. In solchen Fällen können Versuche, in der eigenen Familie Hilfe zu finden, die Probleme noch vergrößern oder vermehren. Manchmal haben Menschen so starre Gewohnheiten entwickelt, dass sie sich ohne jede Hoffnung auf Fortschritt ständig im Kreis drehen. In solchen Fällen kann meist nur ein Außenstehender helfen.

Warum sollte man keinen Freund um Hilfe bitten – jemanden, der die Situation objektiver sieht? Andererseits fällt es Freunden manchmal schwerer als Fachleuten, wirklich offen über Probleme zu reden. Sie verstricken sich leicht in die Problematik, weil sie sich aufgrund ihrer persönlichen Beziehungen zu den Betroffenen von der Familie, die in Schwierigkeiten ist, nicht klar abgrenzen können. Außerdem wird es auch dem besten Freund – und natürlich auch dessen Familie oder Partner – nach einiger Zeit zu viel, wenn er immer wieder nachts herausgeklingelt und um Hilfe gebeten wird. Jeder Mensch hat seine Grenzen.

Hilfreiche Adressen

An wen können Sie sich wenden, wenn Sie Hilfe benötigen? Hier ein paar Tipps:

Deutschland:

Deutsche Gesellschaft für Systemische Therapie
und Familientherapie e. V. (DGSF)
info@dgsf.org
www.dgsf.org und www.familientherapie.org

Systemische Gesellschaft
Deutscher Verband für systemische Forschung, Therapie,
Supervision und Beratung e.V.
www.systemische-gesellschaft.de

Deutsche Arbeitsgemeinschaft für Jugend- und
Eheberatung e.V. (DAJEB)
info@dajeb.de
www.dajeb.de

Bundeskonferenz für Erziehungsberatung e.V.
bke@bke.de
www.bke.de

Österreich:

IST – Institut für Systemische Therapie
Wien
office@ist.or.at

ÖAGG – Sektion Familientherapie
Österreichischer Arbeitskreis für Gruppentherapie
und Gruppendynamik
Wien
office@oeagg.at
www.oeagg.at

Lehranstalt für systemische Familientherapie der Erzdiözese Wien
für Berufstätige
Wien
office@la-sf.at
www.la-sf.at

ÖAS
Österreichische Arbeitsgemeinschaft für systemische Therapie und
systemische Studien
Wien
office@oeas.at
www.oeas.at

Schweiz:

ZSB Bern
Zentrum für Systemische Therapie und Beratung
Bern
info@zsb-bern.ch
www.zsb-bern.ch

Ausbildungsinstitut für systemische Therapie und Beratung Meilen
Zürich
mail@ausbildungsinstitut.ch

Danksagung

Vieles, worüber ich in diesem Buch schreibe, habe ich von über tausend Familien und Paaren gelernt, die ich im Laufe der letzten beiden Jahrzehnte behandelt habe. Viele der beschriebenen Ideen basieren auf dem Werk der großen Pioniere der Familientherapie, darunter Bateson, Jackson, Palazzoli, Minuchin, Haley, Watzlawick, Satir, Whitaker und noch vieler anderer, die ich hier nicht alle erwähnen kann.

Ich habe von meinen Lehrern auf dem Gebiet der Familientherapie, die auch meine Freunde sind, viel gelernt, und ich fühle mich insbesondere Luigi Boscolo, Gianfranco Cecchin, Alan Cooklin, Gill Gorrell-Barnes, Judy Hildebrand, Elsa Jones, Peter Lomas, Ann Miller, Salvador Minuchin, Heiner Schuff, Ann Stevens, Peter Tomson, Arthuro Varchevker und Carl Whitaker zu tiefem Dank verpflichtet.

Bei der Arbeit an diesem Buch haben mir viele geholfen, indem sie sich bemühten, mich von den oft verzerrten Wahrnehmungen des normalen Familienlebens, wie sie für einen Psychiater charakteristisch sind, abzubringen. Aus diesem Grund möchte ich Sheila Ableman und Charlotte Lochhead von BBC Books danken. Wenn dieses Buch sich als gut lesbar erweist, ist das in großem Maße das Verdienst von Kelly Davis. Auch Minna Daume wirkte in einer frühen Phase an der Überarbeitung des Manuskripts mit. Und schließlich möchte ich meiner Frau Denise danken, die mir mit ihrem scharfen Geist und ihren respektlosen Fragen nicht nur sehr half, meine Gedanken klar zu formulieren, sondern mich auch während dieses gesamten Projekts so unterstützte, dass für unsere eigene Familie keine therapeutische Hilfe notwendig wurde.

Über den Autor

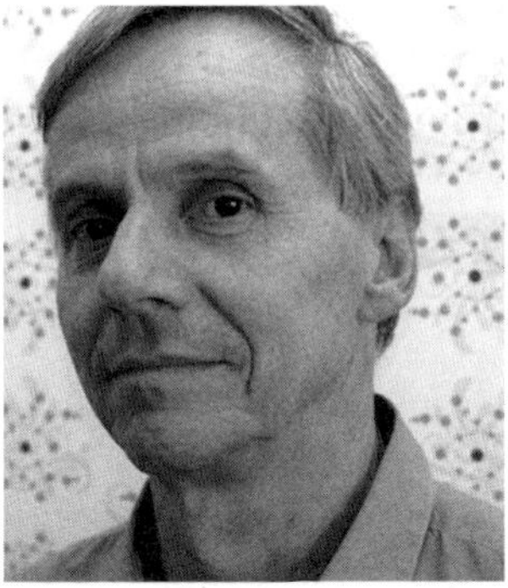

Eia Asen, Prof. Dr. med., FRC Psych., ist Kinder-, Erwachsenen- und Familienpsychiater. Er studierte Medizin in Berlin und lebt und arbeitet seit 40 Jahren in London. Bis 2013 war er Direktor des Marlborough Family Service, eines systemisch orientierten gemeindenahen ambulanten Psychiatrie- und Psychotherapiezentrums. Er arbeitet jetzt am Anna Freud Centre in London und hat auch eine Gastprofessur am University College London.

Anfang der 1980er-Jahre absolvierte er eine Familientherapieausbildung bei Salvador Minuchin in Philadelphia, anschließend arbeitete er jahrzehntelang mit dem Mailänder Team, Luigi Boscolo und Gianfranco Cecchin, zusammen. Er unterrichtet in vielen Ländern Europas wie auch auf anderen Kontinenten, schrieb neun Bücher und viele Artikel und Buchkapitel. Als Wissenschaftler haben ihn mehrere große Forschungsprojekte bekannt gemacht, u. a. zur Paartherapie bei Depression, Multifamilientherapie bei Anorexia Nervosa und vehaltensgestörten Kindern sowie jüngst zur mentalisationsbasierten Therapie mit Familien (MBT-F).